111 Gründe, Yoga zu lieben

Für P. J.

*Sei du selbst die Veränderung,
die du dir für die Welt wünschst.*

Mahatma Gandhi

Bettina Schuler

111 Gründe, *Yoga* zu lieben

SCHWARZKOPF & SCHWARZKOPF

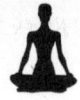

Kapitel 1

Forever Young 13

Weil es mehr gegen das Altern bewirkt als jede Faltencreme – Weil wir besser schlafen dank Pranayama – Weil wir bis ins Alter das Leben bejahen – Weil wir dank unseres neu gewonnenen Optimismus länger leben werden – Weil wir im Körper und Geist beweglich bleiben – Weil es gegen die Wechseljahre hilft – Weil wir es auch mit neunzig Jahren noch ausüben können – Weil wir neugierig bleiben – Weil wir endlich wissen, wofür unsere kräftigen Beine gut sind – Und ja, auch, weil wir dadurch einen knackigen Hintern bekommen – Weil wir einen Bierkasten allein nach Hause tragen können

Kapitel 2

Hallelujah 31

Weil Neid und Frust uns nicht weiterbringen – Weil wir mehr über unser Gegenüber erfahren – Weil wir uns endlich auf unsere eigenen Talente konzentrieren – Weil wir merken, wie wenig wir benötigen – Weil unsere Religion nicht mehr der Kapitalismus ist – Weil uns die Meinung der Nachbarn endlich schnuppe ist – Weil wir bei den ständigen Vergleichen nicht mehr mitmachen – Weil wir uns endlich wieder wohl in unserem Körper fühlen – Weil wir uns ständig weiterentwickeln – Weil es verdammt noch mal guttut, an etwas Höheres zu glauben – Weil wir die Sorgen Sorgen sein lassen können – Weil wir endlich wieder richtig Luft holen – Weil wir im Hier und Jetzt ankommen – Weil wir lernen, uns auf eine Sache zu konzentrieren – Weil sich Savasana (die Schlussentspannung) so verdammt gut anfühlt

Kapitel 6

Happy

Weil wir wieder aus vollem Herzen laut lachen können – Weil wir glücklicher sind – Weil wir lernen, wieder die kleinen Dinge wertzuschätzen – Weil wir das Kind in uns wieder neu entdecken – Weil sich längst vergessene Knoten in der Seele lösen – Weil wir uns wieder erlauben, sentimental zu sein – Weil wir wieder unseren eigenen Rhythmus finden – Weil wir wieder ohne schlechtes Gewissen nichts tun können – Und ja: Auch weil wir uns an durchtrainierten Männerkörpern erfreuen dürfen

Kapitel 7

Talkin' 'Bout a Revolution

Weil es dem Umweltschutz einen Schub verpasst – Weil Yoga für mehr Nachhaltigkeit und weniger Konsum steht – Weil wir spüren, wie gut die Karma-Regeln funktionieren – Weil wir die Kraft der Berührung neu entdecken – Weil wir die Chancen und nicht die Hindernisse im Leben sehen – Weil wir die Vielfältigkeit des Lebens wieder zu schätzen lernen – Weil wir erkennen, dass Zufriedenheit nicht käuflich ist – Weil wir lernen, das rechte Maß zu finden – Weil wir mit Yoga die Welt verändern können

Kapitel 8

Tears in Heaven

Weil wir lernen, uns der Endlichkeit des Lebens zu stellen – Weil wir durch das Yoga ein Stück weit die Angst vor dem Tod verlieren – Weil wir das Sterben wieder in unsere Gesellschaft integrieren – Weil wir lernen, Schmerz auszuhalten und als Teil des Lebens zu akzeptieren – Weil wir merken, dass die Welt nicht untergeht, wenn sie kopfsteht – Weil wir lernen, uns selbst auszuhalten – Weil wir den Fluss des Lebens akzeptieren

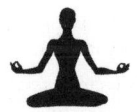

Ganz und gar man selbst zu sein,
kann schon einigen Mut erfordern.

Sophia Loren

New Life

Ganz ehrlich: Ich habe mich nie für Sport interessiert. Wahrscheinlich bin ich auch einer der wenigen Menschen, die wegen einer Fünf in Sport fast eine Ehrenrunde gedreht hätten. Auch die Kirche gehört nicht zu meinen Lieblingsorten, seitdem mir mit elf Jahren der ortsansässige Pfarrer eröffnete, dass Mädchen keine Messdiener werden dürfen. Woraufhin ich meine Hand ein letztes Mal in Weihwasser tauchte, mich hastig bekreuzigte und den Katholiken für immer den Rücken kehrte.

Folglich hielt sich meine Begeisterung auch in Grenzen, als meine Hebamme mir erklärte, dass Yoga das Allerbeste in der Schwangerschaft sei – vor allem, wenn ich irgendwann wieder in meine alten Hosen passen wolle. Ausgerechnet Yoga, das war für mich die schlimmste Mischung aus Sport und Religion, die ich kannte – ein sektenmäßiger Gymnastikverein für Menschen in der Midlife-Crisis und alternde Hippie-Girls. Aber in keinem Fall etwas für mich kirchengeschädigtes Indie-Mädchen.

Nach zwei Monaten beharrlichen Weigerns, in denen mein Rücken immer stärker schmerzte und ich meinen Freundeskreis und meine Familie mit meiner schlechten Laune fast in den Wahnsinn trieb, wagte mein Mann, mich vorsichtig zu fragen, ob ich es nicht eventuell doch in Betracht ziehen könnte, zu diesem Yoga-Ding zu gehen. Woraufhin ich, in der Hoffnung, unsere Ehe dadurch zumindest noch bis zur Geburt des Kindes retten zu können, widerwillig in ein Yoga-Studio eincheckte, und dort eine ganz andere, längst verschollene und viel weniger rationale Seite von mir entdeckte, die ich nicht mehr missen möchte.

Mittlerweile ist das Yoga zu einem festen Bestandteil meines Lebens geworden, und manchmal, wenn ich meine durchtrainierten Oberarme sehe, kann ich selbst nicht glauben, dass ich ehemaliger Ober-Sportmuffel jetzt in jeder freien Minute zum Yoga renne. Und das, ohne dafür Geld oder Fleißpunkte abzukassieren, sondern einfach nur, weil ich es tatsächlich gerne mache. Nein, liebe.

Hätte mir das vor zehn Jahren jemand gesagt, ich hätte ihn wütend angeschrien, weil er damit meine Anti-Sport-Integrität infrage gestellt hätte, die ich über Jahre ausgiebig gepflegt habe. Ein Verhalten, das ich mir als examinierte Yogalehrerin natürlich gar nicht mehr erlauben kann. Denn kein Schüler ist bereit, zehn weitere Sit-ups zu absolvieren, wenn die Lehrerin selbst nicht mit gutem Beispiel vorangeht und mittrainiert.

Überhaupt, warum sollte man sich den Teint mit albernen Zornesfalten ruinieren, wenn man stattdessen auf Wolke sieben zur Erleuchtung fliegen kann, während die anderen weiter in der Tretmühle des Alltags gefangen bleiben.

Aber nicht nur Fliegen kann man dank des Yoga lernen. Nein, selbst graue Haare soll man dadurch erst wesentlich später bekommen. Und da ich bei mir selbst, toi toi toi, bisher noch kein einziges entdeckt habe, gehe ich einfach mal davon aus, dass die Yogis damit recht haben. Es könnte auch sein, dass das mit dem sogenannten Placebo-Effekt zu tun hat. Hat bei meinem Großvater, dem seine Frau jahrelang ein Stück Taubenzucker als illegale Schlaftablette verkauft hat, perfekt funktioniert.

Dass Yoga uns jünger hält, steht jedenfalls so oder so fest. Doch auch wenn ich mit siebzig Jahren natürlich liebend gerne noch so gut wie Jane Fonda aussehen würde, die mittlerweile auch lieber Yoga als Aerobic übt, ist das nicht der Grund, warum ich zum Yoga gehe.

Nein, ich meine es wirklich ernst mit diesem ganzen Räucherstäbchen-, Shanti-Shanti- und Wir-haben-uns-alle-lieb-Gerede. Wahrscheinlich weil ich, wie viele Menschen, die in der Mitte ihres

Lebens stehen, verdammt noch mal langsam begreife, dass wir uns alle nach weniger Konkurrenzkampf und mehr Gemeinschaft sehen. Und dass die meisten Menschen gar nicht so schlecht sind, wie wir immer meinen.

Trotzdem: Ich bin felsenfest davon überzeugt, dass mein Mann mich sofort zur Beichte schleppen oder noch besser gleich einem Exorzismus unterziehen würde, wenn er mich im Lotussitz mit einem Räucherstäbchen in der Hand ein Mantra singen sähe. Katholische Jugendschule eben. Das bekommen Sie Ihr Leben lang nicht mehr los. Dabei hat das Christentum viel mehr mit dem Yoga gemeinsam, als man denkt. Aber das werden Sie im Verlauf dieses Buches ja selbst noch zur Genüge erfahren.

Überhaupt werden Sie, je tiefer Sie in die Materie eintauchen, sehen, dass Ihnen viele Aspekte des Yoga viel weniger fremd sind, als Sie vielleicht bis dato annehmen.

Und auch, wenn uns eine Gottheit mit vier Armen und Elefantenkopf absurd erscheint – finden Sie eine jungfräuliche Mutter nicht ebenso skurril?

Der Grund, warum wir uns darüber nicht mehr wundern, ist doch einzig und allein, dass die Heilige Jungfrau Maria ganz selbstverständlich zu unserer Kultur gehört. Und wenn sich hier noch jemand darüber wundert, wie man ohne Geschlechtsverkehr zu einem Sohn kommt, dann sind es höchstens die Kinder selbst.

Aber auch früher gab es schon Kinder, die mit den Lehrsätzen des christlichen Glaubens nur schwer klargekommen sind. So wie ich kleines aufmüpfiges Kind zum Beispiel, das jeden Sonntag dazu verdonnert wurde, in die Kirche zu gehen.

Zum Glück hat man bei den Katholiken, zu denen auch ich auf dem Papier noch immer zähle, durch das ganze Aufstehen, Hinknien, Wieder-Hinsetzen so viel zu tun, dass einem selbst als Kind nur selten langweilig wird. Und falls doch, kann man ja immer noch der Predigt zuhören, so wie ich es an einem sonnigen Sonntagmorgen mit acht Jahren getan habe. Weshalb ich auch, als der Pfarrer gemeinsam mit der Gemeinde begann, das Apostolische Glaubensbekenntnis zu rezitieren, schallend zu lachen anfing und im Brustton der Überzeugung zu meinem Vater sagte: »Papa, unser Pfarrer glaubt doch nicht etwa wirklich, dass es Geister gibt?« Woraufhin der sich noch einmal ganz genau bei meinem Kommunionslehrer erkundigte, was wir im Unterricht denn eigentlich lernen würden.

Sie sehen also, es ist alles eine Frage der Gewohnheit. Auch der Glaube an Götter mit Elefantenkopf.

Aber fangen wir jetzt doch endlich mit Grund Nummer 1 meiner Liste der 111 Gründe an, derentwegen ich Yoga so sehr liebe. Und Sie hoffentlich auch ganz bald.

Kapitel 1

Forever Young

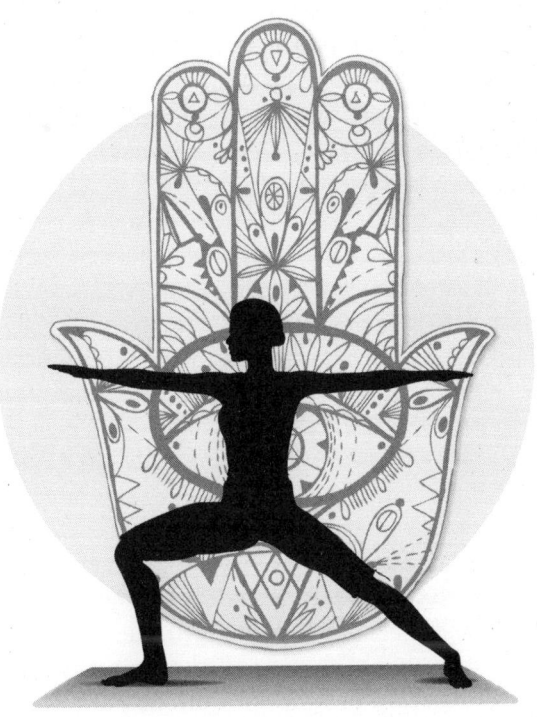

Wahre Jugend ist eine Eigenschaft,
die sich nur mit den Jahren erwerben lässt.
Jean Cocteau

Meine Erfahrung mit diesem Song ist, dass ihn alle Jungs hassen und alle Mädchen dafür umso mehr lieben. Als ich ihn mit 14 Jahren für mich entdeckte, war es für mich in jedem Fall noch unvorstellbar, dass auch ich irgendwann alt werden würde. Was damals, ganz im Sinn der 68er, alle Menschen über dreißig waren. Inklusive aller Lehrer, die sich auch schon früher gerne wie alte Greise verhielten.

Heute indes fände ich es ganz schön, noch mal dreißig zu sein. Mit all den dummen Flausen, die dazugehören. Und nicht mit diesem blöden Wissen von heute, das alle immer gerne herbeizitieren, wenn es um die Frage geht, ob sie gerne noch mal zwanzig wären. Denn wenn Sie das Wissen von heute damals schon gehabt hätten, was glauben Sie, was für lustige Erlebnisse Ihnen da entgangen wären? Und wie viele Dinge Sie sich aus Angst vor den Konsequenzen nicht getraut hätten?

Mir wäre es heute zum Beispiel überaus peinlich, meinem Professor eine Hausarbeit in Geschichte in die Hand zu drücken, an der ich nur eine Woche gesessen habe und für die jeder angehende Historiker vor Scham in den Boden versunken wäre. Inklusive meines Vaters, der selbst Historiker war und nur müde den Kopf schüttelte, als er erfuhr, dass ich gerade eben noch damit durchgekommen war. Ich persönlich glaube, besagter Professor wollte sich einfach nur eine weitere grottenschlechte Lektüre ersparen. Und wenn ich ehrlich bin, kann ich ihn auch irgendwie sehr gut verstehen.

Auch würde ich mich heute zum Zigarettenrauchen nicht mehr im Einbauschrank verstecken, so wie ich es mit 14 Jahren getan habe. Insbesondere, da die Glaswolle, die meine Eltern dort lagerten, den perfekten Brandbeschleuniger abgegeben hätte. Überhaupt, es muss schon verdammt viel gut gehen, damit man ohne größere Schäden erwachsen wird. Doch ohne die ganzen Flausen wäre es eben auch ganz schön langweilig. Abgesehen davon, dass ein Zwanzigjähriger, der das Wissen eines Mittdreißigers besitzt, es ganz schön schwer hat, Freunde zu finden. Denn welcher Gleichaltrige möchte bitte schön mit einem besserwisserischen Sorgenträger seinen Samstagabend verbringen? Abgesehen davon ist das Altern nur halb so schlimm wie sein Ruf. Insbesondere, wenn Sie früh genug damit anfangen, Yoga zu praktizieren, und sich dadurch einige Sorgenfalten ersparen. Und das ist nur ein Grund, warum wir mit Yoga so prima altern können.

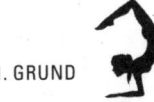

1. GRUND

Weil es mehr gegen das Altern bewirkt als jede Faltencreme

Natürlich ist Yoga extrem gut gegen vorzeitiges Altern. Und das nicht nur, weil es nachweislich gegen Osteoporose hilft, sondern auch, weil wir unserem Körper erst gar nicht gestatten, einzurosten. Denn ganz ehrlich: Falten und Altersflecken sind mir herzlich wurscht. Abgesehen davon, dass es dafür mittlerweile Laser und Cremes gibt. Aber was ich wirklich überhaupt nicht leiden kann am Älterwerden, ist die Ungelenkigkeit und Langsamkeit, die sich bei vielen mit voranschreitendem Alter einstellt und die Menschen allein schon von der Körperhaltung häufig viel älter erscheinen lässt, als sie eigentlich sind.

Wer indes jeden Morgen fleißig seine Sonnengrüße übt, der wird erst gar nicht so weit einrosten, dass er ungelenk auf andere wirkt. Im Gegenteil: Derjenige wird so wie ich mit fast vierzig Jahren manche Dinge können, von denen er als 13-Jähriger nur träumen konnte. Einen Kopfstand zum Beispiel.

Mein größtes Vorbild in diesem Punkt ist die Kundalini-Yoga-Ikone Gurmukh Kaur Khalsa, die mittlerweile schon über siebzig ist, aufgrund ihrer wachen und neugierig frischen Art aber die Ausstrahlung eines zwanzigjährigen Mädchens versprüht. Ich kann nur jedem, der die Gelegenheit hat, eine Stunde von ihr zu besuchen, absolut empfehlen, diese wahrzunehmen. Sie ist einfach wahnsinnig beeindruckend, und ich hoffe, dass ich in ihrem Alter eine ebenso zufriedene und lebenslustige Ausstrahlung habe, gepaart mit einer ordentlichen Portion Spunk im Hirn. Ja, das könnte mir gut gefallen.

Ich verstehe auch nicht, warum manche Menschen sich kategorisch alle Falten wegspritzen. Klar, die böse Zornesfalte zwischen den Augenbrauen, auf die hätte ich auch keine Lust. Oder diese fiese Linie zwischen Nase und Oberlippe. Aber Lachfalten? Ich bitte Sie! Sollen die Menschen denn nicht sehen, dass ich mein Leben bisher genossen habe?

Abgesehen davon gibt es nichts Unheimlicheres als Menschen, die ein Gesicht wie ein Babypopo haben, deren Hände es aber mit denen von Miss Marple aufnehmen können. Nichts gegen Miss Marple, ich finde diese Dame absolut liebenswert, aber schöne Hände hat sie nun wirklich nicht. Was aber im Grunde genommen auch völlig wurscht ist. Denn Ausstrahlung und Charisma generieren sich nun mal nicht durch unser Äußeres, sondern durch Haltung.

Ich weiß, das hört sich jetzt ganz schön nach einem Spruch aus einer schlechten Frauenzeitschrift an. Doch betrachten Sie nur mal Fotos von der sechzigjährigen Audrey Hepburn, dann wissen Sie, dass ich trotz dieser Phrase recht habe.

Während meiner Hospitanz am Theater, die ich vor ewigen Zeiten absolviert habe, lernte ich eigentlich nicht sonderlich viel, außer, dass ältere Menschen wahnsinnig faszinierend und schön sein können. Wie zum Beispiel diese ältere rothaarige Schauspielerin, die in dem Stück, bei dem ich hospitierte, mitspielte und mit ihrer Ausstrahlung und diesem kraftvollen Ausdruck in den Augen die jungen Mädels an die Wand spielte. Einfach, weil sie unglaublich präsent, ja in sich ruhend wirkte. Man könnte es auch »authentisch« nennen, doch ich mag dieses Wort nicht. Denn ab und an spielt jeder von uns mal eine Rolle in seinem Leben.

Aber je älter man ist, umso genauer weiß man, wer man ist und was man will. Und wenn man sich nicht um dieses Wissen bringen lässt, dann bekommt man im Alter eine Präsenz, die auf ihre Art genauso anziehend ist wie die der unschuldigen Jugend. Hoffe ich zumindest.

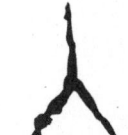

2. GRUND

Weil wir besser schlafen dank Pranayama

Ich persönlich lege während meiner Yogastunden immer großen Wert auf Atemübungen. Denn die meisten Menschen haben im Lauf ihres Lebens verlernt, richtig zu atmen. Dabei können wir zwar eine Weile ohne zu essen, ja sogar ohne zu trinken überleben, aber nicht, ohne zu atmen. Im Gegensatz zum Essen und Trinken müssen wir dafür jedoch gar nichts tun. Denn wir atmen ganz von alleine, ohne unser Zutun.

Doch auch wenn wir für den Atem selbst nichts machen müssen, so können wir ihn doch bewusst verändern und unterstützend einsetzen.

Im Yoga ist Pranayama der Oberbegriff für alle Übungen, die versuchen, sich die Kraft des Atems zunutze zu machen. Der Atem gilt dabei als Träger des Prana, der größten Lebensenergie, die es zu kontrollieren (ayama) gilt.

Auch viele asiatische Kampfkünste, die traditionelle chinesische Medizin oder das Reiki kennen diese unsichtbare Energie, dort »Chi« und »Ki« genannt, und nutzen ihre Stärke, um die Menschen zu heilen.

Durch die Nadis, die feinstofflichen Kanäle, wird diese Lebensenergie in unserem Körper verteilt. Da wir jedoch die meiste Zeit »falsch« atmen, kommt sie an vielen Stellen des Körpers erst gar nicht an. Weshalb wir uns schlapp, ausgelaugt und energielos fühlen.

Doch zum Glück können wir dem durch die yogischen Atemübungen schnell Abhilfe leisten.

Ich zum Beispiel habe erst durch das Yoga bemerkt, dass ich die meiste Zeit viel zu flach und schnell atmete, was im schlimmsten Fall dazu führte, dass ich bei Aufregung hyperventilierte. Und auch wenn eine simple Plastiktüte ein prima Helfer dagegen ist, bin ich doch froh, mich durch das Yoga gänzlich von diesem Problem befreien zu können. Denn dadurch, dass ich meinen Atem durch das Yoga nun gezielt kontrollieren kann, atme ich heute in stressigen Situationen nicht mehr so wie früher viel schneller, sondern bewusst langsamer. Wodurch ich automatisch wieder ruhiger werde. Ein Trick, der wirklich bei jedem wirkt.

Im Yoga wird der Atem jedoch nicht nur als Quelle zu unserer Energie, sondern auch als Schaltfläche zwischen Körper und Geist gesehen. Wahrscheinlich auch, weil wir durch den Atem sowohl den Körper als auch den Geist zur Ruhe bringen können.

Denn wenn wir uns allein auf den Rhythmus unserer Ein- und Ausatmung konzentrieren, haben wir gar keine Gelegenheit mehr, großartig über die Probleme des Alltags nachzudenken, so wie wir es sonst in jeder stillen Minute gerne tun.

Warum ist die Präsentation so schlecht gelaufen, werde ich die Prüfung schaffen und habe ich eigentlich auch Toilettenpapier eingekauft? All diese Fragen rücken dank der Konzentration auf den Atem immer mehr in den Hintergrund.

Mehr noch: Je stärker wir uns auf den Atem fokussieren, umso stärker konzentrieren wir uns auf das Wesentliche, das Sein im Hier und Jetzt, und finden so ein Stück weiter zu uns selbst. Im Yoga heißt es, dass jeder Mensch einen Wesenskern, Atman, besitzt, der mit der göttlichen Weltseele, Brahman, verbunden ist. Was im Umkehrschluss heißt, dass wir durch das Erkennen des Selbst auch ein Stück weit das Göttliche erblicken.

Okay, ich gebe es ganz ehrlich zu, das hört sich jetzt alles ganz schön esoterisch an und bei vielen von Ihnen werden sich jetzt sicherlich ähnlich wie bei meinem Mann die Zehennägel aufrollen. Aber beobachten Sie sich doch einmal selbst: Wie oft haben Sie schon, wenn auch unbewusst, auf die Kraft Ihres Atems zurückgegriffen? Dutzendfach!

Wenn Sie Ihrem Kind ein Wehwehchen weggepustet haben. Wenn Sie vor einem wichtigen Treffen noch einmal tief Luft geholt haben. Oder wenn Sie jemandem, der gerade etwas Schreckliches erfahren hat, geraten haben, zur Beruhigung tief ein- und auszuatmen.

Sie sehen, Sie nutzen die Kraft des Atems schon längst. Warum also diese uns zur Verfügung stehende Kraft nicht noch bewusster und genauer einsetzen?

Und auch wenn Sie sicher nicht während Ihrer ersten Yogastunde ein Aha-Erlebnis haben, so werden Sie doch irgendwann spüren, was gemeint ist mit diesem Funken Göttlichkeit, den wir dank des Atems spüren können: eine wohlige Wärme und Zufriedenheit, die sich im Körper ausbreitet und sich so gut anfühlt wie die Arme der Mutter in der Kindheit, wenn wir mal wieder hingefallen sind.

3. GRUND

Weil wir bis ins Alter das Leben bejahen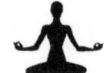

Okay, ich bin noch nicht alt. Trotzdem hoffe ich, dass ich den Satz »Ach, wäre ich noch mal jung …« niemals aussprechen werde. Denn auch, wenn wir mit 75 Jahren vielleicht keine Familie mehr gründen können, so haben wir im Alter doch noch die Möglichkeit, jede Menge andere Dinge auszuprobieren, wenn wir im Geist offen bleiben. Nur leider hapert es bei vielen älteren Menschen genau an diesem Punkt. Dabei gibt es dafür doch eigentlich gar keinen triftigen Grund.

Schauen Sie sich doch nur Jean-Luc Godard an, der mit 83 Jahren noch immer Filme dreht. Oder das Model Eveline Hall, das mit 68 Jahren für den Designer Michael Michalsky über den Laufsteg stolziert. Sind die beiden nicht Beispiel genug dafür, dass man auch im hohen Alter noch bereit für neue Erlebnisse und Abenteuer ist? Abgesehen davon, dass die Menschen über 65 zur Mehrheit gehören werden, wenn ich selbst dieses Alter überschritten habe.

Auch in meinem Yogastudio sehe ich immer wieder ältere Frauen, die nicht nur anmutig wie ein junges Ding aus der Vorbeuge in die schiefe Ebene hüpfen, sondern in deren Augen sich die gleiche Neugierde auf das Leben wiederfindet, wie ich sie von sehr jungen Menschen kenne. Warum? Weil wir Yoginis (so nennt man die weiblichen Yoga-Anhängerinnen im Fachjargon) nicht in der Vergangenheit verweilen, sondern versuchen, im Hier und Jetzt zu leben, und dem, was kommen mag, mit offenen Augen entgegenzusehen. Den Weg des Yoga zu gehen, heißt nicht nur, jeden Tag brav mehrere Sonnengrüße zu praktizieren, sondern sich auch stetig weiterzuentwickeln, sich nicht aufzugeben und zu denken, es lohne sich sowieso nicht mehr. Nein, als Yogi versuchen wir immer, aus dem Hier und Jetzt das Beste herauszuholen. Und das hält jung, das kann ich Ihnen garantieren.

4. GRUND

Weil wir dank unseres neu gewonnenen Optimismus länger leben werden

Ich scheine ein wahrer Glückspilz zu sein. Zumindest, wenn es nach einer wissenschaftlichen Studie der Universität Greifswald geht. Denn demnach müsste ich sehr alt werden. Laut dieser Studie ist nämlich nicht nur unser Lebenswandel für unsere Lebenszeit verantwortlich, sondern auch der Monat, in dem wir geboren wurden.

Und nein, es sind nicht die Frühlingskinder, die besonders lange am Leben sind, sondern jene, die im Herbst auf die Welt kommen. So wie ich.

Womit erneut bewiesen wäre, dass meine Wahrsagerin völlig richtig liegt. Denn die hat mir bereits vor Jahren vorausgesagt, dass ich mindestens so alt wie die Schauspielerin Brigitte Mira werden würde, die erst mit 94 gestorben ist.

Ganz schön optimistisch, denken Sie jetzt sicher, aber das bin ich von Natur aus. Was meinen Mann manchmal regelrecht in den Wahnsinn treibt, da ich dadurch selbst dann noch locker bleibe, wenn ich meinen Haustürschlüssel plus Personalausweis mit aktueller Adresse verloren habe.

So habe ich kürzlich beim Ausgehen mein iPhone verloren. Grund genug für 99 Prozent der Bevölkerung, um komplett durchzudrehen. Ich hingegen schaute erst einmal in Ruhe per Finder auf meinem Computer nach dem Standort meines Geräts. Danach sendete ich eine Nachricht an mein Handy, mit der Bitte, mich unter meiner Festnetznummer zurückzurufen.

»Das kannst du dir schenken«, tat mein Mann diesen Versuch mit einer Handbewegung ab. »Meinst du, irgendjemand gibt freiwillig ein nigelnagelneues iPhone wieder her?«

Ja, das glaubte ich.

Und hatte recht damit. Denn nur eine Stunde später hielt ich mein geliebtes iPhone wieder in den Händen. Ähnlich erging es mir mit der Goldkette meiner Oma, die ich schon mehrmals in meinem Yoga-Studio vergessen habe, mit meinem Portemonnaie und einmal sogar mit meinem kompletten Rucksack, in dem sich neben Geld, Ausweisen und Schlüsseln auch noch meine neue Kreditkarte inklusive Geheimnummer befand. Doch alles hat dank eines freundlichen Helfers den Weg zu mir zurückgefunden.

»Das heißt aber nicht, dass es dir immer so ergehen wird«, höre ich meinen Mann im Hintergrund schon rufen.

Ja, ich weiß. Aber ob es wirklich immer nur ein glücklicher Zufall ist oder an der Tatsache liegt, dass ich den Glauben an die Ehrlichkeit der Menschen nicht aufgebe, werden wir wohl nie erfahren.

In jedem Fall halte ich weiter an dem Glauben fest, dass meine Sachen zu mir zurückfinden. Und da ist er schon wieder, dieser schreckliche Optimismus. Doch wie sagt man im Yoga so schön: »Befreie dich von deinen Erwartungen und nimm die Dinge so hin, wie sie kommen.«

Ein weiser Rat, da wir an der Vergangenheit so oder so nichts mehr ändern können und uns durch den Ärger über längst Vergangenes nur unnötig die Gegenwart vermiesen.

Also, seien Sie ein(e) Yogi(ni) und schauen Sie optimistisch in die Welt. Vielleicht werden Sie ja dann ebenso alt wie ich, obwohl Sie im Frühling geboren sind. Denn wer mit einer optimistischen Haltung durchs Leben geht, der schont nicht nur seine Nerven, sondern auch sein Herz, den Magen, den Darm, eben alles, was bei Stress und Ärger in Mitleidenschaft gezogen wird.

Ein weiterer Grund, um sofort mit dem Yoga anzufangen, oder etwa nicht?

5. GRUND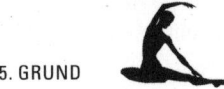

Weil wir im Körper und Geist beweglich bleiben

Es gibt einen Satz, der mich in den Wahnsinn treibt und den manche Menschen schon bei der kleinsten Kritik anbringen: »So bin ich halt.«

Weshalb mich diese Aussage wahnsinnig macht? Weil sie zeigt, dass derjenige, der sie tätigt, an einer Weiterentwicklung seiner Persönlichkeit kein Interesse hat. Und sich demzufolge auch keinen Deut für andere Meinungen, Kulturen oder was auch immer interessiert, sondern lieber auf dem Stand eines Zwanzigjährigen stehen bleibt.

Ein Glück, dass ich eine Yogini bin. Denn als Yogini ist es laut einer yogischen Verhaltensregel Pflicht, an sich zu arbeiten und sich so weiterzuentwickeln.

So bleiben wir Yogis dank der Yogaübungen (Asanas) nicht nur körperlich fit, sondern auch im Geiste bis ins hohe Alter aktiv.

Was nicht allzu schwierig ist, wenn man sich in der Yogawelt bewegt, da man durch Workshops, Gastlehrer und Retreats immer wieder auf neue Menschen und damit auch auf neue Denkanstöße trifft.

Ein weiterer Vorteil der Yogaszene ist, dass sie sich nicht auf eine bestimmte Altersgruppe beschränkt, und dort somit junge und ältere Menschen ständig aufeinandertreffen. Ich glaube, nichts hält uns fitter und beweglicher im Kopf als der Kontakt mit Jüngeren. Ich sehe das an meiner Mutter, die vor einigen Jahren das Internet für sich entdeckt hat und sich seitdem ein Leben ohne World Wide Web nicht mehr vorstellen kann. Und das nicht nur, weil sie dadurch ihrer Freundin in Frankreich so schnell Fotos von den Enkeln schicken kann, sondern auch, weil sie dank Online-Magazinen und Webseiten von Dingen erfährt, von denen sie ansonsten nie hören würde.

Neulich war sie ganz besonders stolz, weil sie durch das tägliche Surfen im Internet wusste, was eine Boshi-Mütze ist – im Gegensatz zu mir. Und das, obwohl doch in Berlin – laut Aussage meiner Mutter – angeblich alle damit herumlaufen.

Auch ich merke mittlerweile dank meiner Schüler oder der wesentlich jüngeren Babysitterin, dass ich überhaupt nicht mehr up to date bin. Und wenn ich nicht ständig jüngere Leute beim Yoga treffen würde, dann wüsste ich auch sicher noch immer nicht, dass es eine App gibt, mit der ich nur mein Handy zücken muss, um zu wissen, welcher Song gerade im Radio gespielt wird.

Also, vergessen Sie alle Pillen, Pflänzchen und Pröbchen, die gegen das Alter gut sein sollen, und melden Sie sich einfach so schnell wie möglich in einem Yogastudio an. Das ist im Endeffekt günstiger und beschert Ihnen neben jeder Menge neuer Bekanntschaften auch einen echten Gehirn-Booster.

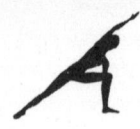

Weil es gegen die Wechseljahre hilft

Keine Sorge, ich bekomme kein Geld von der Yoga Alliance oder anderen Institutionen, nur weil Sie nach der Lektüre dieses Buches sicher ein riesiger Yoga-Fan sind. Es ist nur so, dass Yoga eben gegen wahnsinnig viele Beschwerden hilft. So auch gegen die Wechseljahre, die uns Frauen ja leider alle bevorstehen und vor denen auch mir schon ein wenig graust, wenn ich daran denke.

Schweißausbrüche, Stimmungsschwankungen, Schlafstörungen – die Liste der Begleiterscheinungen ist endlos fortsetzbar. Doch viel lieber erzähle ich Ihnen doch, dass Sie diese Beschwerden mit Yoga lindern können. Denn ja: Yoga hilft tatsächlich gegen die Wechseljahre. Und ist mit Sicherheit auch gesünder als viele Pillen. Das erkennen und nutzen auch immer mehr Yogalehrer(innen).

Hormon-Yoga lautet das Stichwort, nach dem Sie googeln müssen, wenn Sie auf der Suche nach einem Studio in Ihrer Nähe sind, das Ihnen beim Kampf gegen die Wechseljahre hilft.

Als Begründerin dieses Trends gilt die brasilianische Yogalehrerin und Psychologin Dinah Rodrigues, Jahrgang 1927, die bereits seit 1993 Yoga gegen Wechseljahresbeschwerden einsetzt. Mittlerweile gibt es natürlich auch hierzulande zahlreiche Studios, die Yoga für die Frau ab 45 anbieten.

Selbst wenn es umstritten ist, ob sich durch das Hormon-Yoga der Östrogenspiegel wie von Dinah Rodrigues versprochen anheben lässt, so scheint es in jedem Fall dabei zu helfen, die Hitzewallungen und Schlafstörungen wieder in den Griff zu bekommen. Mir würde es schon reichen, wenn ich im Alter noch aussehen würde wie die Yoga-Ikone Rodrigues, die es in Sachen Schönheit locker mit der wesentlich jüngeren Catherine Deneuve aufnehmen kann. Was allerdings auch an Madame Deneuves Vorliebe für Zigaretten liegen könnte. Wobei ich es ehrlich gestanden extrem charmant finde, dass Sie sich dieses Laster nicht mehr nehmen lässt.

Denn trotz Yoga und einem Faible für gesunde Ernährung denke ich, dass uns übertriebener Purismus und Selbstkasteiung nicht gut altern lassen, und dass es in manchen Momenten für Geist und Körper besser ist, mit einem Glas Rotwein zu sündigen, als verbittert auf der sonnigen Terrasse zu sitzen und einen Ingwertee zu schlürfen. Und das sagt eine examinierte Yogalehrerin. Doch wo wir schon dabei sind, möchte ich auch gleich mit dem Klischee des hageren Yoga-Anhängers à la Rainer Langhans aufräumen. Denn nur, weil man sich vegan ernährt oder regelmäßig Yoga praktiziert, heißt das noch lange nicht, dass man zu einem verhärmten Menschen mutiert. Im Gegenteil: Wer sich für eine yogische Lebensweise entscheidet, der entscheidet sich auch für ein bewussteres Leben und überlegt sich viel genauer, was ihm dazu verhelfen könnte, ein gutes Leben zu führen. Weshalb es sich als Yogi auch so prima altern lässt. Doch damit sind wir schon bei dem nächsten Grund, weshalb ich Yoga so sehr liebe.

7. GRUND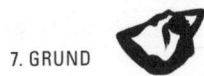

Weil wir es auch mit neunzig Jahren noch ausüben können

Ich gehöre sicher nicht zu der Kategorie Yoginis, die noch mit neunzig Jahren einen Kopfstand macht. Dafür habe ich schlicht und ergreifend zu viel Respekt vor dieser Asana. Aber selbst, wenn ich alt und klapprig bin, werde ich mein tägliches Yogaprogramm absolvieren. Nur werden es dann vielleicht nicht mehr zwanzig Sonnengrüße hintereinander sein, sondern gemäßigte und altersentsprechende Abfolgen.

Denn das Tolle am Yoga sind die unendlich vielen Übungen und Variationen, die wir selbst mit verschiedensten Alterswehwehchen immer noch praktizieren können – ja, selbst wenn wir im Rollstuhl sitzen müssen. Denn es gibt genügend Yogaübungen, für die wir nur unsere Arme oder den Atem benötigen.

Vielleicht dringen wir sogar, wenn wir aufgrund unserer körperlichen Verfassung nicht mehr die abgefahrensten Asanas, Yoga-Abfolgen und -Variationen machen können, erst zu der eigentlichen Essenz des Yoga vor, weil wir nun endlich wirklich frei sind von dem falschen Ehrgeiz, den wir laut Yogaregeln schon die ganze Zeit nicht mehr haben sollten – aber trotzdem immer wieder verspüren, wenn wir unserem Nachbarn dabei zusehen, wie er locker und leicht in den Handstand springt oder seinen rechten Fuß elegant hinter dem Kopf ablegt.

Ach, ich finde, frei von falschem Ehrgeiz zu sein, ist eine schöne Vorstellung! Und eine Sache, auf die wir uns im Alter also noch freuen können!

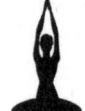

8. GRUND

Weil wir neugierig bleiben

Wenn ich etwas bin, dann neugierig. Deshalb ist der Beruf der Journalistin auch der perfekte Job für mich. Ich muss gestehen, ich habe ein Talent dafür, das zu hören und zu sehen, was anderen Menschen, wie zum Beispiel meinem Mann, völlig entgeht. Insbesondere was Klatsch und Tratsch betrifft. Und nein, ich glaube nicht, dass Neugierde eine rein weibliche Eigenschaft ist. Dafür kenne ich viel zu viele Männer, die bekannt für ihre Lust am Klatsch sind. Doch diesen »Bunte«- oder »Gala«-Klatsch und Tratsch, den meine ich mit Neugierde auch eigentlich gar nicht. Sondern das ehrliche Interesse an Menschen und Dingen, die einem über den Weg laufen.

Das kann sowohl ein altes, spannend klingendes Buch auf dem Flohmarkt als auch die Arbeit des Klempners, der unseren tropfenden Wasserhahn endlich repariert, oder der kleine, unbekannte Laden um die Ecke sein. Überall gibt es etwas zu sehen und zu entdecken, wir müssen nur genau hinschauen. Doch unser Alltag hält uns meistens so sehr auf Trab, dass wir vor lauter Machen und Tun ganz vergessen, nach rechts und links zu schauen. In diesem Punkt sind wir Erwachsenen so ganz anders als Kinder, die stundenlang fasziniert in eine Pfütze schauen können und dabei in dem Konzentrat aus Matsch, Wasser und Auto-Öl immer wieder neue Gebilde entdecken.

Das heißt jetzt nicht, dass wir nach dem nächsten Regenguss aus dem Haus rennen und in eine Pfütze starren sollen, sondern lediglich, dass es uns allen ganz guttun würde, wieder etwas von dieser kindlichen Neugierde zu reaktivieren.

Wie das geht? Indem wir wieder mehr im Hier und Jetzt leben und den Weg zur Arbeit, Kita oder Schule nicht nur als lästige Strecke, sondern auch als Möglichkeit sehen, etwas Neues zu erleben oder einen netten Plausch mit unserem Kind zu führen. Denn nur wer die Augen offen hält, kann auch das kleine, süße Eichhörnchen sehen, das mit einer Nuss bepackt durch die Äste hüpft, oder dass die Nachbarin heute so beschwingt die Treppen runtertänzelt.

Und wenn wir unserem Geist dank der Neugierde immer wieder neue Denkanstöße geben, werden wir uns im Alter auch hoffentlich über tolle neue Erlebnisse und Entdeckungen austauschen anstatt über unsere Gebrechen und den letzten Arztbesuch. Denn dafür ist unsere Lebenszeit doch wirklich viel zu kurz.

Weil wir endlich wissen,
wofür unsere kräftigen Beine gut sind

Jeder hat seine Problemzonen. Bei mir sind es die Beine. Nicht nur, dass sie kurz sind und ich zu Besenreisern und ekelhaften Krampfadern neige. Nein, sie sind auch im Vergleich zum Rest meines Körpers einfach viel zu kräftig – sie wären vielleicht für eine Fußballerin perfekt – und für mich eindeutig ein äußerliches Ärgernis. Insbesondere, da ich eigentlich sehr gerne Kleider und Röcke trage. Und auch wenn ich nie im Leben auf die Idee kommen würde, mir meine Beine verlängern zu lassen, so wie es die Chinesinnen gerne tun, indem sie sich erst die Knochen brechen lassen, um sie dann mithilfe eines Metallgestells ein paar Zentimeter in die Länge zu ziehen, werde ich meine Beine sicher niemals schön finden. Doch ich habe durch das Yoga zumindest endlich gelernt, wofür sie gut sind: zum Stehen zum Beispiel.

Denn nicht nur, dass ich dank meiner Beinmuskulatur ohne Probleme einige Minuten im Krieger I und Krieger II stehen kann. Ich habe auch gelernt, dass meine Beine mich ebenso gut durch das Leben wie durch die Yogapraxis tragen können und ich mich dank meiner starken Beine von nichts und niemandem so schnell umwerfen lasse. Was ein gutes Gefühl ist.

Na toll, denken Sie jetzt vielleicht, die hat gut reden. Wenn die meinen Bauch sehen würde … Ja, was dann? Dann sind Sie eben ein Mensch, der eine starke Mitte hat. Und dank des Yoga können Sie diese noch richtig formen.

Und das breite Kreuz? Das kann jede Menge aushalten und gegebenenfalls auch andere Menschen mittragen.

Denn nicht meine Beine sind falsch, sondern die Sichtweise, die ich auf sie habe. Und die kann ich durch das Yoga ganz herrlich und einfach ändern.

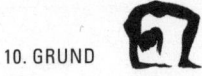

Und ja, auch, weil wir dadurch einen knackigen Hintern bekommen

Ja, ich bin eine Yogini. Und ja, ich müsste über oberflächlichen Äußerlichkeiten stehen. Tue ich aber nicht. Denn ich bin auch nur ein Mensch, der Frauenzeitschriften liest und Werbung sieht. Und als der freue ich mich darüber, dass ich durch regelmäßiges Yoga einen richtig knackigen Hintern bekommen habe. Das klingt jetzt ganz schön eingebildet, ist aber so. Doch als Frau ist es ja nur legitim, sich über sein Äußeres zu beschweren – wer indes sagt, er habe einen knackigen Po, eine hübsche Nase oder einen wohlgeformten Bauch, der ist entweder eingebildet, verrückt oder magersüchtig.

Dabei ist es gar nicht ungewöhnlich, als Yogini einen hübschen Po zu haben. Denn für viele Übungen, die wir beim Yoga praktizieren, benutzen wir die Po-Muskulatur, ohne es großartig zu forcieren. Einfach, weil wir sie benötigen, um von einer Übung in die andere zu kommen oder wiederum eine andere Asana halten zu können.

Mir ist das ehrlich gesagt lange überhaupt nicht aufgefallen. So oft schaut man sich ja auch nicht von hinten an. Doch als ich irgendwann einmal in einer Slim-Fit-Jeans vor meinem Mann am Geldautomaten stand, konnte er nicht anders, als einen anerkennenden Pfiff von sich zu geben. Und auch wenn ich jetzt kein Foto von meinem Hinterteil in meinem Geldbeutel trage oder eine Po-Assistenz beschäftige, so wie Kim Kardashian es tut, so freue ich mich doch bei jedem Jeanskauf erneut, dass diese hintenherum richtig gut sitzt.

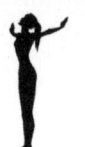

Weil wir einen Bierkasten
allein nach Hause tragen können

Ich war schon immer eine große Freundin der Unabhängigkeit, aber es gibt so einige Dinge, bei denen ich leider auf die Hilfe meiner Freunde zurückgreifen musste. Wenn mein Fahrrad einen Platten hatte zum Beispiel. Wenn es darum ging, eine Stereoanlage anzuschließen. Oder für die nächste Party einen Bierkasten in die Wohnung zu schleppen. Und auch wenn ich aufgrund totaler Faulheit bei den ersten zwei Punkten immer noch gerne meine männlichen Freunde anrufe, damit sie es für mich erledigen, bin ich dank des Yoga ohne Probleme in der Lage, meinen Bierkasten allein nach Hause zu tragen. Und das, ohne komplett aus der Puste zu geraten.

Ich sage Ihnen, das ist ein richtig gutes Gefühl. Insbesondere, wenn irgendein schmieriger Typ, den Sie im Getränkehandel treffen, Ihnen weismachen will, dass er Sie unbedingt nach Hause begleiten muss, weil Sie doch viel zu schwach für das ganze Geschleppe sind. Allein schon für das Gesicht, das diese Männer machen, wenn ich meinen Bierkasten nach oben stemme, lohnt es sich, mehrmals in der Woche zum Yoga zu rennen.

Kapitel 2

Hallelujah

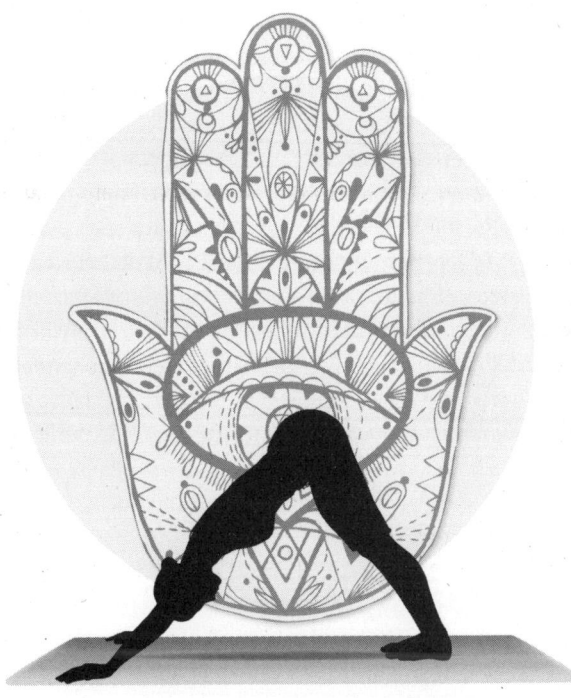

Morning has broken like the first morning
Blackbird has spoken like the first bird
Praise for the singing, praise for the morning
Praise for them springing fresh from the world

Cat Stevens, »Morning Has Broken«

Wie bereits erwähnt: Ich bin kein großer Kirchen-Fan und werde es mit Sicherheit auch niemals werden. Doch religiöse Musikstücke, insbesondere Choräle gesungen mit klaren, vollen Stimmen, rühren mich zu Tränen. Ebenso wie Rufus Wainwrights Version des Leonard-Cohen-Songs »Hallelujah«, den ich wirklich immer laut mitsinge, wenn ich ihn höre. Leider auch, wenn ich mit meinem kleinen grünen Klappfahrrad durch Berlin-Mitte radle oder an der Käsetheke im Biosupermarkt anstehe. Weshalb ich in meinem Kiez bestimmt schon als komplett verrückt oder seltsame Sekten-Tussi gelte.

Doch Spaß beiseite: Die melancholische Stimmung, die mich bei diesem Lied ergreift, wird nicht allein durch die wunderschöne Stimme von Rufus Wainwright, sondern auch durch den Wechsel von Höhen und Tiefen hervorgerufen, der so großartig den inneren Kampf meiner rationalen Seite mit meiner Sehnsucht nach etwas Größerem widerspiegelt, und mich immer wieder zwischen den Gefühlen »himmelhochjauchzend« und »zu Tode betrübt« pendeln lässt.

Ich bin sicher, dass diese diffuse Sehnsucht und nicht die Aussicht auf einen knackigen Po viele Menschen zum Yoga führt – auch wenn eine hübsche Rückseite natürlich ein netter Nebeneffekt ist. Doch Sie wissen ja selbst, wie wenig Ihnen diese Aussicht dabei geholfen hat, Ihren Fitnessstudio-Vertrag auch nur annähernd auszunutzen. Denn wer ein Sportmuffel ist, dem gelingt es nur schwer, sich für einen Hintern aus Stahl in ein Studio zu schleppen. Nein, dafür bedarf es schon mehr als der Aussicht auf eine Top-Figur. Und dieses Mehr, das finden Sie im Yoga-Studio.

Wer zum ersten Mal den Weg in ein gutes Yogastudio findet, der wird recht schnell merken, dass das Ziel dieses komplizierten Atem- und Bewegungsablaufs keineswegs nur die Beherrschung von ach-so-abgedrehten Verrenkungen ist, sondern dass das heutige Yoga auf eine jahrtausendealte Tradition und Geschichte zurückblicken kann.

Vereinfacht kann man sagen, dass sich der heutige Yogabegriff aus drei Wurzeln zusammensetzt: dem religiösem Yoga, dem klassisch-philosophischen Yoga und dem Hatha Yoga. Und auch, wenn jede der drei Traditionen bestimmte Begrifflichkeiten, Konzepte und Grundlagentexte für sich beansprucht, so haben sie doch alle einen Einfluss aufeinander gehabt. Wie, das versuche ich hier jetzt einmal kurz zusammenzufassen.

Das klingt Ihnen zu theoretisch? Dann können Sie auch gleich zu Kapitel 3 weiterspringen. Wer von Ihnen allerdings bei der nächsten Yogastunde mit Wissen glänzen will, der sollte unbedingt weiterlesen. Denn danach werden Sie ein wahrer Experte in Sachen Yoga-Philosophie sein.

Also, los geht's: Das religiöse Yoga ist aus der vedischen Religion heraus entstanden, die älteste nachweisbare Religion Indiens. Diese beruft sich auf eine religiöse Textsammlung, die »Veden«, die zunächst mündlich und später schriftlich überliefert wurden.

Den ältesten schriftlich überlieferten Teil der »Veden« stellen die vier Samhitas (Sammlungen) dar, die um 1.200 bis 900 v. Chr. entstanden sind. Für uns jedoch besonders interessant sind die »Upanishaden«, eine Sammlung von philosophisch-mystischen Texten, die 700 bis 200 v. Chr. niedergeschrieben wurden. Denn in ihnen wurden nicht nur viele der yogischen Basis-Begriffe wie Atman (individuelle Seele) und Brahman (Weltseele) oder Samsara (Kreislauf der Wiedergeburt) zum ersten Mal formuliert, sondern aus ihnen sind auch die ersten yogischen Übungen entstanden.

Als eine weitere wichtige Quelle für das religiöse Yoga gilt die »Bhagavad Gita« (»Der Gesang der Erhabenen«), die zwischen dem 3. Jh. v. Chr. und dem 2. Jh. n. Chr. entstanden ist und einen Teil des indischen Nationalepos »Mahabharata« (»Die große Geschichte der Bharatas«) darstellt.

Die Rahmenhandlung des Nationalepos »Mahabharata« ist wie in jedem guten Drama ein Streit zwischen zwei Sippen, der schlussendlich in einer gigantischen Schlacht endet, auf die ich hier nicht im Einzelnen eingehen kann. Denn Sie wissen ja aus »Game of Thrones« schon zur Genüge, wie so etwas meistens endet.

Für uns ist vor allem das Gespräch zwischen Arjuna und seinem Wagenlenker Krishna interessant, die, so wie bei jeder guten Mitfahrgelegenheit, offensichtlich viel Spaß daran hatten, sich über dieses und jenes auszutauschen. Wie zum Beispiel über die vier Hauptpfade des Yoga. Das Bhakti Yoga, eine religiöse Form des Yoga, die jedoch zu keiner speziellen Religion gehört und in der es besonders darum geht, sich dem Göttlichen vollkommen hinzugeben. Natürlich ohne Sex. Dann das Jnana Yoga, das Yoga des Wissens, bei dem man vor allem fleißig lesen und mit offenen Augen durch die Welt gehen muss, damit man schlau wie Daniel Düsentrieb glücklich zur Erleuchtung schwebt. Außerdem das Karma Yoga, das auch Yoga der Tat genannt wird, und bei dem man ständig zu allem und jedem freundlich sein muss, um zu Weisheit und Zufriedenheit zu gelangen. Also nichts für Menschen mit ausgeprägten Hobbys, die wie einige meiner Freunde für ein seltenes Comic alles tun würden. Und zu guter Letzt gibt es noch das Raja Yoga, das versucht, mithilfe verschiedener Atem- und Körperübungen (Asanas) die Lebensenergie (Prana) unseres Körpers zu aktivieren, was sich im ersten Moment schon wieder wahnsinnig esoterisch anhört, jedoch lediglich meint, dass wir die Kraft (oder, wenn man es eben denn so will, das Göttliche) in uns selbst wiederfinden sollen, um dadurch nicht nur mehr Selbstvertrauen und Zufriedenheit zu schöpfen, sondern uns auch mit der Welt zu verbinden.

So. Kommen wir nun zur zweiten Tradition, aus der sich unser heutiger Yogabegriff herleiten lässt: dem klassischen philosophischen Yoga, das sich vor allem auf das »Yogasutra« des Patanjali bezieht. Patanjali war ein indischer Gelehrter, über dessen Leben reichlich wenig bekannt ist. Es wird angenommen, dass er zwischen dem 2. Jh. v. Chr. und dem 4. Jh. n. Chr. gelebt hat. Vermutlich jedoch nicht die ganze Zeit, auch wenn man mit Yoga herrlich alt wird.

Heute wird Patanjali auch gerne als »Vater des Yoga« bezeichnet, weil er in seinem »Yogasutra« (frei übersetzt: »Der Leitfaden des

Yoga«) als Erster alle bekannten Yogatraditionen zusammengefasst hat, die später von dem indischen Autor Vyasa (5. bis 6. Jh. n. Chr.) kommentiert wurden.

Als Sutren (Fäden) bezeichnet man sehr kurze, philosophische Merktexte, die in Versform verfasst wurden, damit man sie schön einfach auswendig lernen kann. Denn wie in allen oral geprägten Gesellschaften wurde das Wissen natürlich auch zur Zeit Patanjalis mündlich von Lehrer an Schüler weitergegeben. Leider litt das Verständnis der Sutren häufig unter deren Knappheit. Weshalb es bei den Sutren wie damals in der Schule, wenn man wieder eines dieser gelben Reclam-Hefte in die Hand gedrückt bekam, immer einer zusätzlichen Interpretationshilfe bedarf, um sie zu verstehen. Schlau wie er war, erkannte das auch Patanjali und fügte deshalb zu jedem Sutra auch gleich noch die passende Erklärung hinzu.

Das »Yogasutra« des Patanjali besteht aus 195 Sutren, auf die ich – keine Sorge – nicht alle einzeln eingehen werde. Denn um Yoga zu verstehen, reicht es, sich auf die Essenz dieser Sutren zu konzentrieren: den achtgliedrigen Yogaweg, der sich fast wie ein eigener Text in der Mitte der Sutren einfügt. Es handelt sich dabei um eine Mischung aus praktischen und ethischen Verhaltensregeln sowie Körper- und Atemübungen, durch die man zu Samadhi, der Erleuchtung, gelangt.

Womit wir auch schon bei der letzten Tradition, dem Hatha Yoga, angekommen wären, das vor allem aus den körperlichen Übungen (Asanas) besteht.

Der Begriff »Hatha Yoga« stammt aus der »Hathapradipika« – wenn Sie das korrekt aussprechen können, fällt jeder Yogalehrer vor Ihnen auf die Knie –, einer Schrift, die im 14. Jahrhundert verfasst wurde. Dort wird das Hatha Yoga als ein Teil des spirituellen Raja Yoga verstanden, da es den Schwerpunkt auf die Asanas, die Yogaübungen legt, die, wie wir ja jetzt wissen, einen Teil des achtgliedrigen Yogawegs darstellen.

Doch was heißt das eigentlich: Hatha Yoga? Ha, endlich macht sich mein Grundkurs Linguistik bezahlt. Denn man erkennt die Bedeutung eines Wortes ganz besonders einfach, indem man es in seine Einzelteile zerlegt. Also, »Ha« bedeutet im Sanskrit Sonne und steht für männliche Energie, wohingegen »Tha« für dessen Gegensatz, den Mond und weibliche Energie, steht. Und was versucht folglich das Hatha Yoga? Ganz genau, diese beiden Gegensätze in Körper und Geist durch Körper- und Atemübungen und Meditation miteinander zu harmonisieren und durch die Beherrschung von Körper und Geist zum Göttlichen in uns vorzustoßen.

Puh. Ganz schön viel Zeug. Aber all das spielt für das heutige moderne Yoga eine wichtige Rolle. Denn auch wenn vieles modernisiert wurde – wie zum Beispiel, dass Frauen ebenso Yoga machen dürfen–, wird noch immer gerne und viel auf traditionelle philosophisch-religiöse Elemente zurückgegriffen, Traditionen werden gemixt, gekippt und dann wird daraus kurz und zackig eine neue Richtung kreiert. Wie zum Beispiel das Sivananda Yoga, das Bikram Yoga oder Jivamukti Yoga, das ich persönlich liebe und praktiziere.

»Ach du meine Güte!«, höre ich Sie jetzt stöhnen. »Das hört sich aber ganz schön kompliziert an. Ich wollte doch eigentlich keiner Sekte mit strengen Regeln beitreten, um zufriedener zu werden. Kann ich nicht einfach in eine Yogastunde gehen und gut ist?«

Ja, das können Sie. Aber dann können Sie auch gleich ins Fitnessstudio gehen. Denn, und das ist eben der große Unterschied zwischen Yoga und Zumba: Es geht im Yoga nicht nur darum, körperlich fit zu werden, sondern auch darum, sich selbst weiterzuentwickeln. Was das bringt, werde ich Ihnen auf den nächsten Seiten gerne erklären.

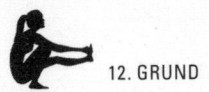

Weil Neid und Frust uns nicht weiterbringen

Neid ist ein unschönes Wort und ein noch unschöneres Gefühl. Doch wir alle kennen es. Und was machen wir nur allzu gerne, wenn wir neidisch auf einen Menschen sind? Ihm irgendeine verbale Gemeinheit ins Gesicht schleudern!

Oder, auch sehr beliebt, wenn man nicht gut mit dem Erfolg anderer umgehen kann, sie vor anderen hinterrücks niedermachen und nach Gründen suchen, warum sie eigentlich den neuen Job, den coolen Typen, die spitze Wohnung überhaupt nicht verdient haben, sondern eigentlich in der Hölle oder zumindest in einer kakerlakenverseuchten Wohnung schmoren sollten.

Doch was bringt uns das? Nichts. Außer noch mehr schlechte Gefühle, weil wir im Grunde unseres Herzens doch ganz genau wissen, dass wir mit unseren fadenscheinigen Argumenten komplett falsch liegen.

Also, Schluss damit! Besinnen Sie sich beim nächsten Mal lieber auf die erste Stufe des achtgliedrigen Yogawegs und halten Sie sich an die dort beschriebenen Verhaltensregeln, die Yamas, von denen das erste Ahimsa, Gewaltlosigkeit in Worten und Taten, ist. Womit Sie sich die üble Nachrede schon gleich wieder sparen können.

Und vielleicht, ganz vielleicht gelingt es Ihnen sogar, sich dann irgendwann trotz dieses kleinen Stechens im Herzen ganz ehrlich mit den anderen zu freuen. So wie diese es dann hoffentlich auch mit Ihnen tun werden, wenn Sie Erfolg haben.

Weil wir mehr über unser Gegenüber erfahren

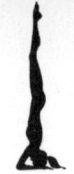

Ich denke, so wie mir geht es vielen Menschen: Aus Angst vor Verletzungen geben wir uns viel stärker, als wir sind, weshalb wir selbst unseren Freunden oftmals viel zu wenig über uns und unsere Ängste erzählen. Was im Umkehrschluss jetzt nicht bedeutet, dass Sie irgendeinen wildfremden Menschen mit Ihren Beziehungsproblemen zutexten sollten – ganz ehrlich: Es gibt nichts Nervigeres. Aber Sie sollten vor Ihren Freunden natürlich auch nicht grundsätzlich so tun, als ob in Ihrem Leben immer alles okay wäre. Abgesehen davon, dass Ihnen das keiner abnehmen wird, denn so etwas gibt es nicht. Und wenn doch, dann nur bei der Sorte Menschen, die in einem fort erzählen, dass sie noch genauso verliebt sind wie am ersten Tag, dass ihr Sohn, ihre Tochter der schlaueste, die hübscheste und überhaupt ihr ganzes Leben ein einziges Zuckerschlecken ist, und bei diesem ganzen Gerede offensichtlich nur eines tun: sich und alle anderen belügen. Entweder, weil sie bewundert werden wollen, oder schlicht und ergreifend, weil sie sich damit besser fühlen. Dabei verhindern sie mit ihrer übertriebenen Lobhudelei, dass ihr Leben besser und erfüllt wird, weil jeder normale Mensch sich von ihnen distanziert.

Denn wer hat schon Lust, so jemandem zu erzählen, dass uns der Mann gerade mal wieder tierisch auf die Nerven geht, weil er jeden Morgen eine Wäschespur vom Bett bis ins Badezimmer hinterlässt? Oder dass die dreijährige Tochter momentan richtigen Stress im Kindergarten hat, weil sie zum zigsten Mal ihrer besten Freundin aus Wut in die Backe gebissen hat? Niemand. Natürlich.

Wenn sich diese Bei-mir-ist-alles-super-Menschen jedoch trauen würden, offen und ehrlich über ihre Probleme und Unsicherheiten zu erzählen, so wie es das zweite Yama Satya (Wahrhaftigkeit) verlangt, dann würden sich die anderen auch ihnen gegenüber öffnen und von ihren Sorgen erzählen. Wodurch wunderbare Gespräche, ja wirkliche Freundschaften entstehen können.

Sollte das bei einem Ihrer Freunde nicht der Fall sein, dann wissen Sie zumindest eines: dass diese Freundschaft komplette Zeitverschwendung ist und Sie den-/diejenige getrost aus Ihrem Adressbuch streichen können. Denn wer auf die Sorgen des anderen nicht angemessen reagiert, der ist vieles, aber sicher kein Freund.

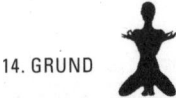

14. GRUND

Weil wir uns endlich auf unsere eigenen Talente konzentrieren

Das dritte Yama, Asteya (Nicht-Stehlen), klingt zunächst wie eine ganz selbstverständliche Verhaltensweise. Aber haben Sie dabei auch an das Stehlen im weiteren Sinne gedacht? Was im Klartext heißt, sich auch nicht mehr bei den Ideen anderer zu bedienen. Selbst wenn der Kollege noch so unerträglich ist und er sich Ihnen gegenüber wie ein komplettes Arschloch verhält. Und selbst wenn die neue Frisur der Freundin so was von cool ist, dass Sie gar nicht anders können, als sich die gleiche zuzulegen.

Denn auch diese Form des Stehlens impliziert Asteya, das von uns verlangt, uns ganz und gar auf unsere eigenen Talente zu besinnen und daraus etwas zu machen.

So habe ich mich am Anfang meiner Yogalehrerkarriere, teils aus Unsicherheit, teils aus Bequemlichkeit, in der Gestaltung meiner Stunden immer sehr stark an dem Stil meiner damaligen Lehrerin orientiert. Was dazu führte, dass – selbst wenn die Schüler einigermaßen entspannt aus der Klasse gingen – der Funke zwischen ihnen und mir nicht so recht überspringen wollte.

Also fing ich an, verschiedene Asana-Abfolgen, die ich mir selbst zusammengestellt hatte, auszuprobieren und dazu meine Lieblingsmusik zu spielen, auch wenn ich dabei Gefahr lief, einige Schüler mit meiner Vorliebe für Gitarren-Pop zu verschrecken. Und siehe da, obwohl ich natürlich einige Schüler verloren habe, kam ein Haufen neuer dazu, die viel besser zu mir passen als die vorherigen, weil ich keine schlechte Kopie meiner Lehrerin mehr bin, sondern meinen eigenen Stil durch Ausprobieren nach und nach gefunden habe. Mit meinen Asanas, meiner Musik und meiner frechen Schnauze. Was wieder einmal zeigt, wie wichtig es ist, sich auf sich selbst und seine Talente zu besinnen, weil man ansonsten nicht authentisch in seinem Handeln sein kann. Und das spüren die Menschen eben.

15. GRUND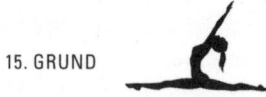

Weil wir merken, wie wenig wir benötigen

In der yogischen Tradition wird das vierte Yama, Brahmacarya, traditionell als ein reiner, von sexuellen Handlungen freier Lebenswandel verstanden. Man kann Brahmacarya jedoch auch ein bisschen weniger strikt als Einhalten des rechten Maßes im Handeln und Denken verstehen. Sprich, wir sollten unser Leben nicht von dem Wunsch nach dem perfekten Geliebten, dem größten Haus, dem teuersten Auto, dem perfekten Äußeren oder Ähnlichem bestimmen lassen.

Um zu verstehen, was damit gemeint ist, hatten wir in meiner Yogalehrerausbildung die Aufgabe, eine Woche lang auf etwas zu verzichten, ohne das wir nicht leben zu können glaubten. Kaffee, war mein erster Gedanke. Doch dann fiel mir wieder ein, welche Kopfschmerzen ich hatte, als ich während meiner Magisterarbeits-Zeit in einem Überschwang an Motivation eine Woche lang darauf verzichtete. Für eine Ausbildungsphase vielleicht doch nicht gerade die ideale Voraussetzung.

Okay, dann wollte ich eben eine Woche keinen Deutschlandfunk mehr hören.

»Viel zu einfach«, sagte mein Mann. »Ich finde, du solltest eine Woche lang keinen Eyeliner benutzen.«

Bitte was? Ich sollte eine Woche lang ohne meinen geliebten Brigitte-Bardot-Lidstrich herumlaufen? Das kam ja schon fast der Verletzung meiner Menschenwürde gleich.

Nein, auf meinen Lidstrich konnte und wollte ich unmöglich verzichten. Dann schon lieber auf meinen Ordnungswahn.

»Klasse«, sagte mein Mann und gab meiner siebenjährigen Tochter einen High five.

»Jetzt können wir uns eine Woche lang endlich einen Film in Ruhe anschauen, ohne dass du wie ein hysterisches Huhn um uns herumrennst, um nach einem Schluck die gebrauchten Gläser in die Spülmaschine zu stellen.«

Also wirklich, so schlimm war ich doch wirklich nicht … Oder hatte ich mich tatsächlich in eine jüngere Version meiner Oma verwandelt?

Okay, ich habe einen Ordnungsfimmel, und ja, es fällt mir schwer, mich zu entspannen, wenn irgendetwas unaufgeräumt auf dem Tisch herumsteht. Aber ich war doch kein putzender Speedy Gonzales, der hektisch seine Runden durch die Wohnung dreht! Nein, die beiden würden schon sehen, wie entspannend so eine aufräumfreie Woche für *mich* sein konnte.

Was, wie ich sehr schnell feststellen musste, ein kompletter Trugschluss war. Vielmehr musste ich mir die ersten beiden Tage fast sekündlich auf die Zunge beißen, um die beiden, die nun natürlich ganz besonders gerne ihre Tassen, Teller und Bücher in der Wohnung herumliegen ließen, nicht lauthals anzubrüllen. Doch nachdem unsere Wohnung weder von einer Armada von Kakerlaken heimgesucht noch von unseren Freunden aus Abscheu gemieden wurde, entspannte ich mich langsam, aber sicher. Woraufhin die beiden, oh Wunder, tatsächlich anfingen, von selbst aufzuräumen.

Ähnlich ergeht es uns auch mit vielen anderen Dingen, die wir glauben tun zu müssen oder zu benötigen: den teuren Urlaub, ohne den es scheinbar keine Erholung gibt, den nächsten Schritt auf der Karriereleiter, ohne den wir vermuten, für immer auf der Versagerseite zu stehen, oder auch einfach nur das neue Fahrrad, ohne das wir sicher nicht weiterleben können. Wir binden unser Denken und Handeln eher an etwas, von dem wir vermuten, unser Lebensglück hinge daran, anstatt in vollen Zügen das zu genießen, was wir längst haben, vor lauter Sehnsüchten und Begehrlichkeiten jedoch nicht mehr sehen.

Schluss damit! Lassen Sie sich nicht mehr von Ihren Sehnsüchten bestimmen, sondern üben Sie sich in Brahmacarya. Sie werden sehen, wie viel freier es sich dadurch lebt und wie wenig wir zum Glücklichsein benötigen.

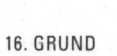

16. GRUND

Weil unsere Religion nicht mehr der Kapitalismus ist

Vermögen, Erfolg und Standing – das sind die Dinge, die in unserer heutigen Gesellschaft zählen. Mal eben dem altersschwachen Nachbarn den Einkauf hochtragen oder dem Nachbarskind bei den Hausaufgaben helfen, weil die Eltern arbeiten, für solche Dinge haben wir keine Zeit mehr, denn schließlich müssen wir schauen, wie wir selbst weiterkommen. Jemand anderem zu helfen, ist dabei ein Luxus, den wir uns nicht leisten können. So glauben wir zumindest.

Und natürlich gibt es auch unter den Yogastudiobetreibern einige, denen es nicht primär um das Vermitteln bestimmter Werte und eines gesellschaftlichen Miteinanders geht, sondern die, wenn es noch die Achtzigerjahre wären, eben ein Aerobic-Studio betrieben hätten.

Hauptsache, die Kohle stimmt.

Das ist deshalb so besonders perfide, weil sie zugunsten ihres eigenen Profites schamlos genau jene Menschen ausnutzen, die emotional sowieso oft labil sind.

So kommt es auch immer wieder vor, dass in Yogastudios der gleiche kapitalistische Konkurrenz-Gedanke gefördert wird, insbesondere zwischen den dort arbeitenden Yogalehrern, wie im Rest aller Unternehmen. Und so kann es passieren, dass wir genau an jenem Ort, an dem wir Entspannung und eine Pause vom ewigen Leistungsdruck und Konkurrenzdenken suchen, ohne es zu merken, in exakt dieselben Strukturen hineingeraten, vor denen wir einst geflohen sind. So erging es mir zumindest nach meiner Yogalehrerausbildung. Froh, in dieser anstrengenden und trubeligen Welt einen Ort gefunden zu haben, an dem ich mich sicher und zu Hause, ja unter Freunden fühlen konnte, musste ich schnell einsehen, dass es auch dort um das ewig Gleiche ging: darum, zu zeigen, dass man besser und toller als die anderen ist.

Nach solchen Erfahrungen habe ich immer wieder Ausstiegsgedanken und träume mich in eine Kommune in Süddeutschland oder noch besser in die dänische Freistadt Christiania. Doch wahrscheinlich wird es auch dort die gleichen Probleme geben wie überall sonst. Gibt es also doch keine andere, konkurrenzfreie und weniger anstrengende Lebensweise?

Patanjali sagt, dass der Geist allein unser Handeln bestimmt, dieser aber durch die fünf Sorgen, die sogenannten Kleshas (Leiden), daran gehindert wird, zur Ruhe zu kommen.

Die Kleshas setzen sich aus Avidya (die falsche Wahrnehmung, das falsche Wissen), Asmita (die falsche Bewertung, beispielsweise des eigenen Egos, wenn man sich zu wichtig nimmt), Raga (das Haben-Wollen), Dvesha (das Nicht-haben-Wollen bzw. die Realität nicht zu akzeptieren, die Angst vor Veränderung) und zu guter Letzt Abhinivesha (die Wurzel der Angst, also vor allem die Angst vor dem Tod) zusammen.

Unsere heutige Gesellschaft ist eindeutig von Raga, dem Haben-Wollen, geprägt, und das nicht nur in materieller Hinsicht. Nein, neben dem perfektesten Haus, teuersten Auto und schicksten Outfit verlangen wir auch noch nach dem idealen Partner, dem höchsten

Maß an Anerkennung, dem intelligentesten Kind, und vergessen vor lauter Haben-Wollen uns zu fragen, was wirklich zählt, und noch wichtiger: was wir eigentlich brauchen, um zufrieden zu sein.

Aber ich muss doch meinen Job behalten, wenn ich mein Haus, die Wohnung, das neue Auto abbezahlen will? Ja, brauchen Sie das denn wirklich? Ist das den täglichen Gang zur verhassten Arbeitsstelle wirklich wert?

Natürlich nicht. Also, weg damit! Denn warum sollten wir an etwas festhalten, was uns das Leben vermiest? Und ist ein selbstbestimmtes und unabhängiges Leben nicht viel wichtiger als ein Haus mit Sauna und 240 Quadratmeter Garten? Aber sicherlich!

Ich werde nie den Moment vergessen, in dem ich einem meiner bisherigen Chefs gesagt habe, dass ich meinen Vertrag nicht verlängern werde. Und das, obwohl ich nichts Neues hatte und mich auf eine ewig lange Suche nach einer äquivalenten Arbeit einstellen musste. Aber der Job hatte mich so krank und unglücklich gemacht, dass ich nichts anderes tun konnte, als zu gehen. Eine der besten Entscheidungen meines Lebens. Sicher, nicht jeder hat den Luxus, seinen Job hinter sich zu lassen. Insbesondere, wenn er eine Familie, Kinder oder anderweitige Verpflichtungen hat. Aber in vielen Fällen ist das auch nur eine Ausrede. Also prüfen Sie genau, worum es sich bei Ihnen handelt: soziale Verantwortung oder Angst vor der Veränderung oder dem Verlust von gesellschaftlichem Ansehen?

Womit wir auch schon bei dem fünften und letzten Yama wären, Aparigraha, die Unbestechlichkeit, die wir dadurch erlangen, dass uns Statussymbole wie Geld, Macht und Ruhm nicht wichtig sind. Eine größere Freiheit gibt es nicht.

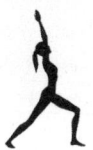

Weil uns die Meinung der Nachbarn endlich schnuppe ist

So. Die erste Stufe auf unserem achtgliedrigen Yogaweg hätten wir schon mal geschafft. Zumindest wenn es uns gelingt, die Yamas, die Regeln im menschlichen Miteinander, in unser Leben zu integrieren. Auch wenn es noch zahlreiche weitere Punkte gibt, die beachtet werden müssen, bis Sie die Tasche schultern und ins Yogastudio eintreten können.

Wie zum Beispiel die Niyama, welche die zweite Stufe auf unserem langen Yogaweg darstellen und uns eine Anleitung geben, wie wir uns richtig gegenüber uns selbst verhalten. Vereinfacht gesagt: Auf die Regeln des menschlichen Miteinanders, den Yamas, folgen die Regeln (Niyamas), wie Sie am besten mit sich selbst umgehen, und die jede(r) Yogi(ni) befolgen sollte.

Dabei zielt das erste Niyama Sauca (die Reinheit und Klarheit von Geist und Körper) vor allem darauf, unseren Körper und unseren Geist in Schuss zu halten. Was nicht nur unserem Rücken, sondern auch unserem Gedächtnis zugutekommt.

Sauca meint jedoch mit der Achtung des Körpers auch, dass wir uns nicht mehr wegen unserer Falten und Speckröllchen grämen sollen, sondern uns stattdessen unserer Entwicklung widmen. Eine gute Idee, wie ich finde! Und wenn wir ganz ehrlich sind: Mit wem verbringen wir lieber unsere Zeit – mit einem Menschen, der einen perfekt gestählten Körper hat, oder einem, mit dem wir lachen, weinen oder einfach nur reden können? Sag ich doch! Also, weg mit der Waage, her mit dem Eis und den Pralinen.

Weil wir bei den ständigen
Vergleichen nicht mehr mitmachen

Die Einhaltung des zweiten Niyama, Samtosa (Genügsamkeit/Zufriedenheit mit dem, was wir haben), empfinde ich als eine besonders große Herausforderung. Auch, weil wir in unserer auf Leistung getrimmten Gesellschaft dazu erzogen werden, ständig nach mehr zu streben und nie mit dem Status quo zufrieden zu sein.

Doch was hat uns das leidige Vergleichen bisher gebracht? Nichts als Neid, Frust und Depressionen. Alles wahrlich keine besonders erstrebenswerten Zustände.

Leider bin auch ich kein Übermensch und folglich auch nicht frei von solchen Emotionen. Im Gegenteil. Jahrelang war es mir extrem wichtig, als Autorin erfolgreich zu sein, so sehr, dass es mir irgendwann sogar schwerfiel, mich für eine Freundin über deren beruflichen Erfolg zu freuen. Kein schönes Gefühl. Eines, für das ich mich vor mir selbst schämte, das sich aber schwer unterdrücken ließ. Weshalb ich nicht selten nach für mich logischen und angeblich sachlichen Argumenten gesucht habe, warum es so unfair war, dass ausgerechnet sie, die den ganzen Tag nur SMS schrieb und bei Facebook eingeloggt war, befördert wurde, während ich, die doch mindestens zwölf Stunden am Tag durcharbeitete, nie lobend erwähnt wurde. Was, wenn ich zurückblicke, nur eine faule Begründung war, um es mir selbst leichter zu machen, mit ihrem Erfolg umzugehen.

Auch am Anfang meiner Yogalehrerausbildung gab es immer wieder diese Momente, in denen ich mich mit den anderen verglich und mich fragte, warum sie mehr gelobt wurden als ich. Was dadurch noch verschärft wurde, dass uns die ausbildende Yogalehrerin immer wieder darauf hinwies, dass wenige von uns später auch in ihrem Studio unterrichten dürften.

Im Endeffekt führte dieser Hinweis nur dazu, dass wir, anstatt uns auf die Inhalte und unsere eigene Entwicklung zu konzentrieren, uns ständig miteinander verglichen. Eine komplette Energieverschwendung. Und unglaublich anstrengend.

Erst als wir alle wieder anfingen, Samtosa, die Genügsamkeit, wirklich zu beherzigen, gelang es uns nicht nur, die Stimmung wieder in den Griff zu bekommen, sondern auch, für uns etwas aus der Ausbildung herauszuholen. Unabhängig davon, wie die Lehrerin uns beurteilte.

Natürlich bin ich noch immer nicht komplett frei davon, mich mit anderen zu vergleichen. Das wäre auch allzu schön. Doch immer wieder, wenn ich merke, dass ich mich in diesen Verhaltensmustern verstricke, erinnere ich mich an das zweite Niyama und versuche, mich in Zufriedenheit zu üben. Was mir manchmal besser, manchmal schlechter gelingt. Aber auch eine Yogini ist und bleibt eben ein Mensch.

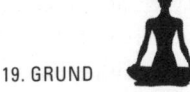

19. GRUND

Weil wir uns endlich wieder wohl in unserem Körper fühlen

Wenn man das Wort »Selbstzucht« (Tapas) hört, denkt man sofort an ein Leben ohne Spaß und Sinnlichkeit. Dabei geht es bei dem dritten Niyama lediglich darum, seine Ziele stetig und gewissenhaft zu verfolgen.

Ganz besonders gilt das natürlich für den yogischen Atem (Pranayama) und die körperlichen Übungen (Asanas), die wir als wahre Yogis täglich praktizieren sollten.

Meine Schüler haben häufig ein schlechtes Gewissen, weil sie nicht täglich zum Üben kommen. Doch ich versuche dann, sie zu beruhigen, und gestehe, dass auch ich nicht jeden Tag Yoga praktiziere. Warum? Weil man, selbst wenn man sich an Tapas, die Selbstdisziplin, hält, darauf achten muss, dass die eigene Yogapraxis nicht zu einem hohlen, körperlichen Work-out verkommt, sondern jede Praxis auch immer mit einer geistigen Haltung einhergeht, die das Yoga von allen anderen sportlichen Trends unterscheidet.

Deshalb mein Rat an Sie: Geben Sie sich einen Ruck und gehen Sie ins Studio, auch wenn Sie jetzt lieber mit einer Pizza vor dem Fernseher hängen würden. Insbesondere, wenn Ihr innerer Schweinehund zu Ihren besten Freunden zählt. Sollten Sie aber im täglichen Leben dazu neigen, immer einen Tick zu viel zu geben, dann bleiben Sie auch mal zu Hause. So wie ich.

Denn es geht im Yoga vor allem darum, die richtige Balance zwischen Anstrengung und Entspannung zu finden und sich in der Mitte einzupendeln.

Tapas zu beherzigen heißt nicht, immer in die Vollen zu gehen und sich niemals auszuruhen, sondern das Leben aktiv zu gestalten und es nicht passiv vor sich hin dümpeln zu lassen. Das Gleiche gilt natürlich auch für unseren Geist und Körper. Weshalb für einen Yogi eine gute Ernährung absolut angesagt ist. Also weniger Fast Food und dafür mehr Gemüse und Reis. Und was noch viel wichtiger ist: wieder gemeinsam mit Freunden und der Familie essen! Denn auch das kommt in unserer heutigen Gesellschaft viel zu kurz.

Ein schöner Nebeneffekt dieses Lebensstils ist ein gesunder und fitter Körper, in dem wir uns so richtig wohlfühlen.

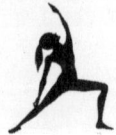

20. GRUND

Weil wir uns ständig weiterentwickeln

Möchten Sie auch im Alter eine weise Oma sein, bei der sich die Enkelkinder Rat holen? Das wird Ihnen ganz einfach gelingen, wenn Sie sich an das nächste Niyama, Svadhyaya, das Selbststudium, halten und sich nicht in Ihrer Selbstzufriedenheit ausruhen.

Ein Beispiel: Ich habe eine Freundin, die ich wirklich sehr schätze und mag. Leider kann sie nur sehr schwer mit Kritik umgehen, sei sie noch so vorsichtig formuliert. Manchmal ist es auch gar keine richtige Kritik, die ich ihr gegenüber äußere, sondern vielmehr ein Hinweis oder Ratschlag, wie sie mit einer schwierigen Situation in Zukunft besser umgehen könnte. Doch jedes Mal, wenn ich versuche, ihr mit einer Anmerkung zu helfen, ist sie eingeschnappt und erwidert reflexartig: »So bin ich eben.« Eine Äußerung, die ich, wie Sie bereits wissen, ganz besonders liebe.

Genau gegen diese Passivität, die Verweigerung, sich im Leben weiterzuentwickeln und zu lernen, richtet sich das vierte Niyama Svadhyaya, denn es verlangt uns eine ständige Achtsamkeit gegenüber dem eigenen Verhalten ab.

Sicher, kein Mensch wird gerne kritisiert. Aber wir können uns entscheiden, ob wir uns der Kritik gegenüber prinzipiell verweigern oder sie uns zumindest offen anhören und nach einem Vergleich mit unserem Verhalten als falsch oder Anregung erachten.

Meine Waldorflehrerin hat jahrelang versucht, mir klarzumachen, dass es in mancher Situation besser ist, den Mund zu halten. Dementsprechend fiel auch jedes Jahr der Spruch auf meinem Zeugnis aus. Keine Sorge, ich war nicht die Einzige, die mit einem Spruch bedacht wurde. Es gehört in den Waldorfschulen zur Tradition, dass alle Schüler bis zur 7. oder 8. Klasse mit einem individuell ausgesuchten Ratschlag, verpackt in einen Spruch, in das nächste Schuljahr entlassen werden. Doch meine Sprüche waren im Gegensatz zu manch anderen sehr explizit und leicht zu verstehen: Sei still und hör zumindest ab und an zu, was die anderen zu sagen haben.

Ich, aufmüpfig, frech und überaus renitent, tat ihre Ratschläge natürlich als eine Art besserwisserische Kalenderweisheiten ab und nahm sie mir nie wirklich zu Herzen.

Wenn ich mir heute die Sprüche wieder ins Gedächtnis rufe, bin ich erstaunt, wie gut meine Lehrerin mich doch kannte und wie viel ich von mir in diesen Sprüchen wiederfinde. Denn auch wenn sie mir in ihrer Besserwisserei immer noch ein wenig auf die Nerven gehen, weiß ich, dass meine Lehrerin in einigen Punkten durchaus recht hatte und es mir nicht geschadet hätte, über ihre Hinweise nachzudenken. Denn als ich Jahre später anfing, an diesen Punkten zu arbeiten, kam ich gerade in den Beziehungen zu anderen Menschen ein gutes Stück weiter. Meine saufreche Klappe konnte ich mir trotzdem nicht abgewöhnen. Aber hey, so bin ich nun mal … Was soll ich da schon machen?

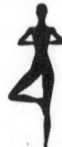

21. GRUND

Weil es verdammt noch mal guttut, an etwas Höheres zu glauben

Über meine Antipathie gegenüber der Kirche muss ich jetzt ja nicht mehr viele Worte verlieren. Trotzdem kann ich mich so wie die meisten Menschen nur schlecht damit abfinden, dass ich einfach nur per Zufall und Glück hier auf der Erde gelandet sein soll und ebenso zufällig auch wieder verschwinden werde. Und hey, warum soll es denn eigentlich nicht irgendetwas Höheres, Göttliches geben, das unsere Wege lenkt, so wie es das fünfte Niyama, Ishvarapranidhana, sagt?

Denn, wer war denn schon einmal außerhalb unseres Universums? Wer hat denn schon mit seinen eigenen Augen gesehen, dass es dort nichts anderes, Unglaubliches, Unvorstellbares gibt?

Ich persönlich bin ein großer Freund des Pantheismus, der besagt, dass Gott eins mit dem Kosmos und der Natur ist, und dementsprechend in allem auch etwas Göttliches zu finden ist. Das heißt jetzt nicht, dass ich jede verletzte Ameise, die ich auf der Erde finde, in ein Puppenbettchen lege und bis zur Genesung pflege, oder dass ich die Tauben in unserem Garten, die mir jedes Jahr auf die Gartenmöbel scheißen, mit einem Jubelschrei begrüße. Natürlich nicht. Doch es bedeutet, dass ich versuche, einigermaßen achtsam mit der Natur und den Lebewesen umzugehen. Auch wenn ich es leider noch nicht geschafft habe, entsprechend dieser Überzeugung als Veganer zu leben. Aber ich befinde mich ja immer noch auf dem Weg, und wer weiß, vielleicht werde auch ich eines Tages nur noch Blumen essen, wie es Ärzte so schön formulieren. Doch momentan versuche ich erst mal, Vegetarier zu werden.

Aber um auf das schwierige Thema Glaube zurückzukommen: Ich bin der felsenfesten Überzeugung, dass das wachsende Interesse an Yoga sehr viel mit dem Zweifel der Menschen an der Institution Kirche zu tun hat. Und es vielen Menschen, die eine diffuse Sehnsucht nach etwas Höherem verspüren, leichter fällt, sich mit der yogischen Philosophie als mit dem christlichen Glauben zu identifizieren. Insbesondere Frauen, die in der katholischen Kirche ja nicht gerade eine prominente Rolle spielen – und zum Glück immer seltener dazu bereit sind, sich nach dieser längst schon überholten Rollenaufteilung zu richten.

Als ich ein Kind war, ging ich immer gerne und regelmäßig in die Kirche, zur katholischen Jugendgruppe und zum Kirchenchor. Auch weil ich mich dort sicher und aufgehoben fühlte. Bis zu besagtem Zeitpunkt, als ich erfuhr, dass ich keine Messdienerin werden durfte, und zum ersten Mal registrierte, dass die Männer irgendwie doch noch ein Stückchen gleicher sind als die Frauen. Zumindest, wenn es nach der katholischen Kirche geht. Weshalb ich mich daraufhin auch schleunigst von ihr verabschiedete.

Da ich größeren Gruppen prinzipiell eher skeptisch gegenüberstehe und auch ansonsten ein Freund der Zweierbeziehung bin, hat mir in dieser Hinsicht jahrelang nichts gefehlt. Außerdem denkt man bis Ende zwanzig sowieso, dass der Tod alle Menschen außer einen selbst betrifft und man persönlich noch ein Zeit-Millionär ist.

Doch irgendwann kommt bei jedem der Punkt, an dem wir uns fragen, wohin die Reise Leben geht. Bei mir war es die Geburt meines Kindes. Vielleicht auch, weil man nicht glauben kann, dass so etwas Kleines und Tolles einfach so per Zufall hier auf der Welt landet. Insbesondere, wenn es aus einem selbst purzelt. Der Mensch ist eben doch ein Narzisst.

Mir zumindest ist in dieser Zeit häufig die Frage nach dem Weshalb und Wohin durch den Kopf gegangen. Und dank meiner Hebamme, die mich ja quasi dazu genötigt hat, zum Yoga zu gehen, habe ich zumindest einen Ort gefunden, an dem sich andere Menschen mit den gleichen Fragen beschäftigen und einen nicht als naive Eso-Tussi abtun, nur weil man versucht, sich dem Unbegreiflichen anzunähern.

So. Und jetzt ist Schluss mit dem Eso-Talk. Wenden wir uns lieber wieder den einfachen und praktischen Vorzügen des Yoga zu. Womit wir auch schon bei Grund 22 für meine Liebe zum Yoga angekommen wären. Wow.

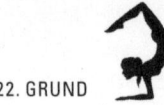

22. GRUND

Weil wir die Sorgen Sorgen sein lassen können

Aufstehen, Frühstück machen, Kind in die Kita oder zur Schule bringen, arbeiten gehen, abholen, kochen und danach noch schnell die Wäsche machen, bevor wir todmüde ins Bett plumpsen. Unsere Tage sind vollgestopft mit Aufgaben und Dingen, an die wir denken müssen. Weshalb es uns allen auch so guttut, wenn wir die Sorgen einfach mal Sorgen sein lassen können, wie es die Fraggles so schön singen, und statt zu grübeln das Yogabein schwingen. Denn nichts hilft einem besser dabei, so schnell wie möglich den Kopf frei zu bekommen. Womit wir auch schon auf der dritten Stufe unseres Yogaweges angelangt sind: die wunderschöne Pflicht, regelmäßig Asanas (Körperhaltungen) zu praktizieren.

Es gibt unzählige Asanas und Variationen, wobei der Kopfstand sicher zu den prominentesten gehört. Eine Übung, die mir übrigens trotz jahrelangen Trainings alles andere als leichtfällt. Wahrscheinlich, weil ich normalerweise mit beiden Füßen fest auf dem Boden stehen muss und es mir schwerfällt, die Standhaftigkeit meiner Füße gegen die Leichtigkeit des Kopfstandes einzutauschen. Doch wie heißt es so schön im Yoga? Stets jene Übungen praktizieren, die man besonders wenig leiden kann. Auch oder gerade weil wir in ihnen unsere Schwächen und Ängste ganz besonders deutlich spüren. Nur wenn wir uns immer wieder diesen Schwachpunkten stellen, kann es uns auch gelingen, diese zu überwinden und zu wachsen. Also ab in den Kopfstand mit mir! Und zwar täglich, ab heute. Ich verspreche es Ihnen!

Doch viel wichtiger ist, dass wir durch die Yogapraxis unseren Alltagssorgen tatsächlich ein Stück weit entrinnen können. Und uns durch die Konzentration auf die Atmung und Bewegung immerhin für einen kurzen Moment frei von Sorgen fühlen.

23. GRUND

Weil wir endlich wieder richtig Luft holen

Die wichtigste Übung im Yoga ist, ganz klar, die Regulierung des Atems (Pranayama). Denn die meisten von uns haben im Verlauf ihres Lebens verlernt, die Kraft des Atems für sich und ihr Leben zu nutzen.

Dabei wissen wir doch alle aus eigener Erfahrung, wie eng unsere Atmung in Verbindung mit unseren Emotionen steht. Oder warum sagen wir alle, dass wir »vor Schreck den Atem angehalten« haben?

Doch trotzdem vergessen wir in unserem Alltag immer wieder, die bewusste Verbindung zwischen unserem Atem und unseren Emotionen herzustellen. Und beginnen in stressigen Situationen lieber, flach und hektisch nach Luft zu schnappen, anstatt uns durch eine gezielt langsame Atmung wieder sachte herunterzufahren.

Dabei habe ich erst neulich auf einer Reise nach Spanien erlebt, wie einfach es ist, sich mit Hilfe des Atems zu beruhigen. Selbst in Situationen, die uns ängstigen – so wie mich immer wieder aufs Neue das Fliegen.

Vorher ist alles immer paletti, Fliegen, kein Problem, habe ich doch schon tausendmal hinter mich gebracht, ein Klacks. Doch sobald ich dann im Flugzeug sitze, das Rappeln der Motoren höre und spüre, wie die Flügel vibrieren – natürlich sitze ich auch immer direkt bei den Tragflächen –, werden meine Hände schweißnass und mein Atem immer hektischer. So natürlich auch auf dieser Reise. Doch anstatt mich wie sonst auf die Angst zu fokussieren, habe ich mich, wie es sich für eine geübte Yogini gehört, ganz bewusst auf meine Atmung konzentriert und langsam durch die Nase ein- und ausgeatmet. Und siehe da: Die Angst wurde nach und nach immer weniger. Ja, ich konnte sogar für einen kurzen Moment den Ausblick auf die Wolken genießen.

Doch das ist nur eine von unzähligen Möglichkeiten, die der Atem uns zur Verfügung stellt. So gibt es ebenso Atemübungen, die einen anregenden, wärmenden oder kühlenden Effekt haben. Im Grunde ist der Atem einfach für alles gut. Man muss sich seine Kraft nur wieder zunutze machen, so wie wir es beim Yoga tun.

Beim Yoga ist jede Bewegung mit einem Atemzug verbunden. Wobei jede Einatmung eine belebende und jede Ausatmung eine beruhigende Wirkung hat. In der gewöhnlichen Yogapraxis bedient man sich dafür des Ujjayi-Atems, was sich auch schon wieder viel komplizierter anhört, als es ist. Also, beim Ujjayi-Atem gilt es, durch den Verschluss der Stimmritzen besonders tief und kontrolliert ein- und auszuatmen. Durch die Nase wohlgemerkt. Denn so ist die Luftzufuhr garantiert optimal. Deshalb soll man, wenn man spürt, dass sich eine Panikattacke anbahnt, auch immer schön durch die Nase und nicht durch den Mund atmen.

Meine persönliche Lieblingsübung ist die Wechselatmung, für die Sie zunächst mit dem rechten Daumen das linke Nasenloch verschließen, um dann durch das linke Nasenloch tief und langsam einzuatmen. Verschließen Sie dann beide Nasenlöcher mit Daumen und Ringfinger, halten Sie die Luft für einige Sekunden an, um schließlich wieder durch das rechte Nasenloch auszuatmen, während Sie das linke mit dem Ringfinger zuhalten. Danach die Seite wechseln und die Übung einige Mal im Fluss wiederholen. Leichter werden Sie von Ihrem stressigen Alltag sicher nicht herunterkommen.

Doch Sie können noch so viel mehr mit einer kontrollierten Atmung anstellen. Zum Beispiel die Kraft der Bandha aktivieren. Und nein, ich spreche hier nicht von diesen komischen Tüchern, die Surfer sich gerne in die Haare binden, damit sie besser sehen können (die heißen auch »Bandana«). Vielmehr ist Bandha, abgeleitet von dem Sanskrit-Wort »bandha« (Bindung), im Yoga ein Fachbegriff für das Aktivieren und Verschließen bestimmter Muskelgruppen.

Die drei wichtigsten Bandha sind Mula Bandha, das Wurzel-Bandha, das durch das Zusammenziehen des Schließmuskels aktiviert wird. Außerdem Uddiyana Bandha, das »hochfliegende« Bandha, bei dem der Bauch nach der Ausatmung nach oben gezogen wird. Und zu guter Letzt Jalandhara Bandha, der Kehlverschluss, den man aktiviert, indem man nach der Einatmung den Brustkorb nach vorne wölbt, das Kinn senkt, die Zunge nach hinten oben gegen den Gaumen rollt und die Kehle verschließt.

Übt man alle drei Bandha zusammen, hat man es geschafft und Mahabandha, den vollständigen Verschluss, erreicht. Was jedoch meist erst nach einigen Jahren der Praxis gelingt, da insbesondere das Halten der Verschlüsse wesentlich schwieriger ist, als es klingt.

Doch was hat das jetzt wieder mit dem Atem zu tun? Ganz einfach. Durch den Verschluss der Bandha kontrollieren wir die Lebensenergie, Prana, und sorgen dafür, dass diese in die richtigen Bereiche des Körpers fließt und nichts von unserer kostbaren Lebensenergie unnötig verschwendet wird.

Doch die Aktivierung der Bandha hat auch einen ganz praktischen körperlichen Effekt: Die Wirbelsäule wird aufgerichtet und gedehnt und der Beckenboden dauerhaft gestärkt. Was gerade für Frauen, deren Beckenboden durch die Schwangerschaft in Mitleidenschaft gezogen wurde, ein wichtiger Aspekt beim Yoga ist. Und jede Frau, die ein Kind zur Welt gebracht hat, weiß, wie sich der Beckenboden nach der Geburt anfühlt: als ob alle Organe gleich herausfallen würden. Nicht schön.

Deswegen mein Rat an alle Schwangeren: nicht schwer tragen und später schön den Beckenboden aktivieren. Insbesondere, wenn Sie schon vor der Schwangerschaft zu einer Schwäche neigen. Denn durch das Gewicht wird der Beckenboden nur noch mehr belastet. Und eigentlich ist es doch auch ganz schön, wenn mal die anderen für einen schleppen …

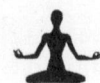

24. GRUND

Weil wir im Hier und Jetzt ankommen

So. Jetzt sind wir schon auf der fünften Stufe unseres Weges angekommen: bei Pratyahara – dem Zurückziehen der Sinne. Leichter gesagt als getan.

Gerade in unserer heutigen Zeit, in der wir eigentlich immer auf Empfang sind, beim Fernsehen gerne noch online shoppen, während unser Partner von seinem Tag erzählt, ist es schon ein großer Luxus, wenn man für eine neunzigminütige Yogaklasse offline gehen kann. Und sein Handy, den Laptop, die Gedanken an die Arbeit oder den nächsten Einkauf einfach einmal für eine Weile beiseiteschiebt.

Mir persönlich ist das zu Beginn meines Yogalebens sehr schwergefallen. Und ich merke auch immer wieder bei meinen Schülern, wie viel Mühe es ihnen bereitet, von ihrem stressigen Alltag auf die ruhige Atmosphäre im Studio umzuswitchen. Oft kommen sie auf den letzten Drücker direkt von der Arbeit ins Studio, haben den Kopf noch voller Gedanken an den letzten Text, das Meeting oder die verpatzte 11-Uhr-Konferenz, knallen geräuschvoll ihre Yogamatte auf den Boden, um sich mit einem lauten Seufzer darauf niederzulassen und mich mit einem herausfordernden Blick anzuschauen. Ganz nach dem Motto: So, und du bringst mich jetzt gefälligst runter! Und zwar am besten sofort.

Am Anfang hat mich das extrem verstört und ich habe die gestressten Blicke viel zu oft persönlich genommen. Dabei haben die angestrengten Gesichter der Schüler fast nie etwas mit dem Lehrer zu tun, sondern sind einzig und allein der Ausdruck für das, was die Schüler mitgebracht haben und so schnell wie möglich wieder loswerden wollen. Deshalb lasse ich meine Schüler am Anfang der Stunde gerne für eine Weile im Schneidersitz verweilen, damit sie ihre Gedanken durch die Konzentration auf den Atem herunterfahren können. Oft schlage ich meinen Schülern auch vor, sich zu Beginn der Stunde auf ein Thema, ein Problem zu fokussieren, das sie in letzter Zeit ganz besonders beschäftigt hat, um dieses Problem im Verlauf der Stunde mit jeder Ausatmung ein Stück weit loszulassen – was, wie ich aus eigener Erfahrung weiß, ganz exzellent funktioniert. Insbesondere in stressigen Zeiten, in denen wir nicht mehr wissen, wo uns der Kopf steht.

Man kann natürlich auch jemanden, dem es momentan nicht besonders gut geht, die Stunde widmen und ihm Kraft schicken. Oder auch am Beginn der Praxis an eine Person denken, über die wir uns ganz furchtbar aufgeregt haben, und versuchen, mit jeder Ausatmung ein Stück von diesem Ärger, den wir in uns tragen, loszulassen. So wie ich es kürzlich versucht habe, als ich mit einer anderen Mutter aus der Schule meiner Tochter aneinandergeraten bin. Eine von der Sorte, die immer an allem und jedem etwas herumzumäkeln hat, insbesondere an der Klassenlehrerin, die ja sowieso der letzte Depp und komplett fehlbesetzt ist, selbst aber nie bereit ist, auch nur einen Kuchen für die nächste Schulfeier zu backen oder gar ein Kind von der Schule im Auto mitzunehmen. So eine eben.

Auf jeden Fall kam ich total geladen im Studio an und musste mich regelrecht zusammenreißen, damit ich meine Matte nicht wütend auf den Boden knallte. Ein Verhalten, das ich eigentlich immer unmöglich finde, wenn andere es machen. Da ich dank der nervigen Mutti sowieso schon recht spät dran war, stellte ich mich sofort, immer noch total geladen, mit geschlossenen Augen an den Anfang meiner Matte und hörte, wie meine Lehrerin verkündete:

»Widmet die Klasse heute jemandem, über den ihr euch ganz besonders geärgert habt.«

Bitte was? Ich sollte der blöden Tussi aus der Schule auch noch meine Klasse widmen? Auf keinen Fall.

»Auch wenn ihr meint, ihr seid im Recht gewesen«, fügte meine Lehrerin hinzu, als könne sie meine Gedanken lesen.

Na gut, dachte ich zähneknirschend, aber auch nur, weil ich meine Lehrerin so gerne mag.

Also blöde Schul-Mutti, obwohl du so böse zu mir warst, widme ich dir diese Klasse.

»Und meint es bitte auch ernst.«

Ich atmete tief ein und aus. Okay. Ernsthaft. *Ich hoffe, deine Unzufriedenheit geht mit jeder meiner Ausatmung ein Stück flöten.*

Und auch wenn ich nicht weiß, ob es funktionierte, weil ich sie eine Weile danach nicht gesehen habe, so kann ich zumindest sagen, dass ich mich durch die Widmung dieser Klasse am Ende viel besser und frei von Ärger fühlte. Weshalb ich beim nächsten Treffen auch recht gelassen war und ausnahmsweise nicht mit ihr aneinandergeriet.

Das Tolle an dieser Konzentration auf den Atem ist nämlich, dass wir uns nicht mehr wegen des kommenden Besuchs der Schwiegermutter, der zu klein gekauften Hose oder der viel zu hohen Handyrechnung grämen, sondern einfach nur im Hier und Jetzt ankommen. Und den Augenblick genießen, anstatt immer noch in der Vergangenheit oder schon in der Zukunft zu verweilen. Denn selbst wenn uns die Sonne auf den Bauch scheint und wir mit einem kühlen Eis am Strand liegen, kann es passieren, dass wir uns schon Gedanken darüber machen, wie viel Arbeit wohl zu Hause auf uns wartet und ob wir auch alle Rechnungen bezahlt, die Zeitung abbestellt, die wichtige E-Mail abgeschickt haben und, und, und.

Doch damit ist jetzt Schluss! Ab heute hören wir auf damit! Schreiben Sie sich lieber einen Zettel, stecken Sie ihn in die Hosentasche und packen Sie ihn erst wieder aus, wenn Sie auf dem Heimweg sind. Geschehen ist geschehen – wie meine Mutter immer so schön sagt. Wir können sowieso nichts mehr daran ändern. Also verderben Sie sich nicht die Zeit damit. Genießen Sie lieber die Sonne, den Feierabend, das gute Buch am Abend, anstatt zu grübeln oder für die Zukunft zu planen. Sie werden sehen, wie viel Energie Sie dadurch freisetzen! Und wie schön das Leben sein kann.

25. GRUND

Weil wir lernen, uns auf eine Sache zu konzentrieren

Nachdem wir unsere Sinne nach innen gelenkt und das Außen weitgehend ausgeschaltet haben, heißt es nun volle Konzentration. Auf eine Kerze, eine Person, das Bild einer Gottheit, was auch immer Ihnen in den Sinn kommt.

Gerade bei weniger geübten Schülern kann es dabei sehr hilfreich sein, sich auf ein Mantra zu fokussieren. So können Sie sich zum Beispiel mit jeder Einatmung »Lass« und mit jeder Ausatmung »los« denken, so wie es in den Stunden bei Jivamukti in Berlin gerne geraten wird.

Diese komplette Konzentration (Dharana) und sechste Stufe des Yogaweges dient vor allem dazu, uns auf den nächsten Schritt, die Meditation, vorzubereiten.

Man kann Dharana auch als eine Weiterführung von Pratyahara, dem Zurückziehen der Sinne, sehen. Denn nur, wenn wir es geschafft haben, unseren Blick von außen nach innen zu wenden und nicht mehr auf jedes Handypiepen, Räuspern oder Rascheln zu hören, können wir damit anfangen, uns komplett auf eine Sache zu konzentrieren.

Wie schwer uns das fällt, merken wir meistens erst, wenn wir es ausprobieren. Und ich bin sicher, viele meiner Schüler schreiben ihre Einkaufsliste im Kopf, während sie sich auf die Meditation vorbereiten. Auch, weil sie Angst davor haben, sich auf die Leere im Kopf einzulassen.

Weshalb? Weil wir uns durch die äußeren Reize auch gerne von unserem Inneren ablenken und uns bestimmten Themen, Problemen und Ängsten dadurch erst gar nicht stellen müssen. Es gibt ja so viele andere schöne Dinge, die wir denken, hören, sehen können.

Wenn wir unsere äußeren Rettungsanker jedoch beiseite werfen, uns still auf einen Holzklotz setzen und vollständig auf eine Sache konzentrieren, besteht die Gefahr, dass wir von unserem Inneren übermannt werden. Ein Zustand, den viele Menschen nicht aushalten.

Doch nur, wenn wir bereit sind, unsere Komfortzone zu verlassen und vollständig loszulassen, und uns vollständig auf eine Sache fokussieren, können wir über diese siebte Stufe auf dem Yogaweg (Dhyana) in der absoluten Versenkung Samadhi ankommen, in der unser diskursives Denken aufhört und wir nur noch sind.

Natürlich geht das nicht von heute auf morgen. Man muss schon sehr lange Yoga praktizieren, um diesen Zustand erreichen zu können. Und selbst dann wird es nicht während jeder Yogapraxis gelingen.

Im Grunde ist es genauso wie beim Glücklich-Sein: Sobald wir uns dieses Zustandes bewusst werden, ist er auch schon wieder vergangen. Doch die Klarheit und Ruhe, die man daraus schöpft, ist besser als ein Urlaub in dem besten Wellness-Hotel der Welt

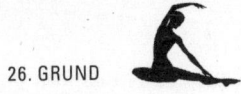

26. GRUND

Weil sich Savasana (die Schlussentspannung) so verdammt gut anfühlt

Jetzt kommen wir zu meiner liebsten Asana: Savasana, auch die Totenstellung genannt, abgeleitet von den Sanskrit-Wörtern »śava« (Leiche) und »āsana« (Haltung).

Ui, das hört sich aber jetzt gruselig, wenn nicht sogar gefährlich an. Dabei ist diese Stellung das Allerbeste und Schönste am Yoga. Die wohlverdiente Belohnung für all die Anstrengung, die wir während der Stunde auf uns genommen haben.

Ja, Sie haben ganz richtig gehört: Anstrengung. Denn Yoga bedeutet nicht etwa, dass man sich ein paar Räucherstäbchen und Kerzen anzündet und gemütlich auf die Decke setzt, ein bisschen nach rechts und links dehnt und einmal tief ein- und ausatmet. Oh nein, so einfach ist es nicht. Yoga ist harte Arbeit, Kraft, Schweiß, Überwindung, die Konfrontation mit den eigenen Ängsten und dem inneren Ich. Oder glauben Sie etwa, dass es mir leichtfällt, auf dem rechten Bein zu stehen und dabei mit Hilfe des linken Daumen und Zeigefingers mein linkes Bein seitwärts hochzuziehen? Und wissen Sie eigentlich, wie anstrengend es ist, drei Brücken hintereinander zu machen und dabei vielleicht sogar noch für eine Weile ein Bein in die Luft zu strecken? Vor allem, wenn Sie davor schon gefühlt hundert Sonnengrüße absolviert haben und sich eigentlich nur noch wünschen, endlich auf der Matte zu liegen.

Und wenn Sie dann auf dem Rücken liegen, Ihre Arme am Körper ausstrecken und die Handinnenflächen nach oben wenden, dann scheinen alle Sorgen und Probleme mit einem Ruck von Ihnen abzufallen. Das Gesicht, die Arme und die Beine, alles, was zuvor noch unter Strom stand, wird weich. Ein warmes Gefühl breitet sich im ganzen Körper aus, das man mit jenem, das man morgens manchmal nach dem Aufwachen für Sekunden verspürt, gut ver-

61

gleichen kann. Und das Einzige, was man spürt, ist eine unendliche Zufriedenheit, am Leben zu sein.

Savasana ist ein Bewusstseinszustand, der über Wachen und Träumen hinausgeht und der uns einen Vorgeschmack gibt auf Samadhi, die absolute Versenkung und letzte und achte Stufe auf unserem Yogaweg, die nur wenige von uns jemals erreichen werden.

Denn schon in der Vorstufe der absoluten Versenkung, Savasana, auszuharren, fällt vielen Yogaschülern schwer, weil sie es nicht mehr gewohnt sind, allein mit sich und ihren Gedanken zu sein. So erging es auch mir, als ich mit dem Yoga anfing. Obwohl es mir am Anfang noch so simpel erschien: Hinlegen, Augen zu, den Körper entspannen und zufrieden sein. Und dann kamen sie, die Gedanken, Ängste, Erinnerungen, die ich verdrängt hatte, und übermannten mich wie eine Flutwelle.

Ein Gefühl, mit dem ich nicht allein bin. Ich erlebe immer wieder, dass Schüler vor der Schlussentspannung aus dem Raum gehen, weil sie die Ruhe und Bewegungslosigkeit nicht aushalten. Lieber hechten sie von einem Termin zum nächsten, bis sie todmüde ins Bett fallen. Nur um nicht über sich, ihr Leben, das Sein nachzudenken. Doch am Ende ihres Lebens werden auch diese Menschen gezwungen werden, sich damit auseinanderzusetzen. Warum also nicht lieber jetzt schon damit anfangen, wenn man noch etwas ändern kann? Deshalb mein Rat an alle Savasana-Flüchtlinge: Versuchen Sie es wenigstens. Jedes Mal ein weniger länger, und Sie werden sehen, wie Ihre Ängste und Gedanken immer weniger werden und Sie zur Ruhe finden.

Kapitel 3

Beautiful

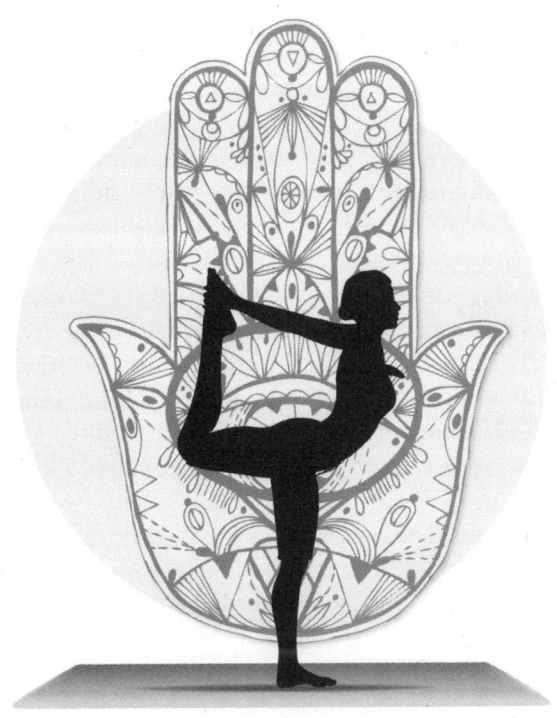

You are already truth.
You are already divinity.
Exactly as you are.

Mark Whitwell, »Yoga of Heart«

Eigentlich bin ich kein großer Christina-Aguilera-Fan. Ehrlich gestanden finde ich sie sogar total schlimm. Ganz besonders ihr platinblondes Haar, das sie gerne mit lila oder rosa Strähnchen aufpeppt.

Ihr Song »Beautiful« hat mich aber trotzdem berührt. Vielleicht, weil Linda Perry, die ehemalige Sängerin der 4 Non Blondes, ihn geschrieben hat. Oder weil er mittlerweile eine Hymne für sexuelle Gleichberechtigung und mehr Toleranz gegenüber dem Anderssein ist. In jedem Fall habe ich ihn in meiner iTunes-Bibliothek. Zwischen Cat Stevens und Death Cab for Cutie, was ich zu meiner Ehrenrettung hier schnell noch erwähnen möchte. Aber jeder hat eben seine Guilty Pleasures, bei dem einen ist es die heimliche Lektüre der »Bild-Zeitung«, bei dem anderen »Verbotene Liebe«, bei mir dieses Lied.

Außerdem gefällt mir der Song weniger wegen der etwas piepsigen Rockröhrenstimme von Miss Aguilera, denn wegen des Textes, der etwas ganz Entscheidendes in simplen Worten auf den Punkt bringt: dass wir ganz genau so richtig sind, wie wir sind. Gleichgültig, was die anderen uns erzählen oder welche seltsamen Standards in den Medien propagiert werden. Und die dank Photoshop, Maske und der perfekten Lichtsetzung sowieso nur reine Trugbilder sind. Doch obwohl wir mittlerweile alle darum wissen, gelingt es uns nur schwerlich, von diesen Bildern nicht beeindruckt zu sein. Weshalb wir uns auch immer diebisch freuen, wenn in irgendeiner Klatschzeitung mal wieder ein Foto von einem pickeligen Promi zu sehen ist. »Sind eben auch nur Menschen«, sagen wir uns dann erleichtert, während wir uns selbst kritisch im Spiegel betrachten. Was sollen sie auch sonst sein? Aliens? Übermenschen? Roboter? Und überhaupt, warum verdammt noch mal müssen wir uns eigentlich immer ständig mit den anderen vergleichen? Wäre es nicht viel sinnvoller, sich an dem zu erfreuen, was wir haben, anstatt uns nach dem zu sehnen, was wir eigentlich gar nicht richtig kennen? Womit wir auch schon bei dem nächsten Grund angekommen wären, weswegen ich Yoga so sehr liebe.

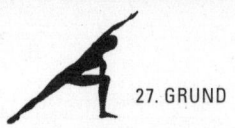

Weil wir nicht mehr ständig an uns selbst rummäkeln

Viele denken ja, Yoga sei ein Sport. Doch da Sie die letzten Kapitel sicher mit Eifer gelesen haben, wissen Sie nun, dass dem nicht so ist. Nein, Yoga ist eine Philosophie, eine Lebenseinstellung. Weswegen das Ziel auch nicht wie beim Reiten, Schwimmen oder Tennis der Sieg, sondern die Verbesserung der persönlichen Konstitution ist. Hä?

Ich versuche gerne, Ihnen das anhand eines ganz simplen Beispiels zu veranschaulichen. Natürlich geht es dabei mal wieder um mich. Dieses Mal um meine Schulkarriere, die der reinsten Achterbahnfahrt glich. Insbesondere was meine Leistungen in den naturwissenschaftlichen Fächern betraf. Denn wenn mich was nicht interessiert hat, dann waren es Bio, Physik und Mathe. Was ich im Nachhinein natürlich sehr bedauere. Denn wenn mich meine Tochter heute fragt, was für einen Baum sie da vor sich hat, kann ich nur sagen: »Einen grünen.«

Ähnlich ergeht es mir mit Mathematik, weshalb ich auch für die noch so kleinste Rechnung einen Taschenrechner benötige, den ich dank meines Handys ja immer griffbereit in der Tasche habe. Folglich kam zu meiner Schulzeit eine Vier in Mathe auch einem achten Weltwunder gleich, wobei ich bei einer Zwei in Deutsch wie ein Schlosshund geheult habe – ja, ich weiß, das ist peinlich. Aber so war's.

Was hat das jetzt schon wieder mit dem Yoga zu tun? Sehr viel. Denn auch hier gibt es Übungen, die dem einen Schüler sehr leicht und dem anderen sehr schwerfallen. Aber, und das ist der entscheidende Unterschied zu den anderen »Sportarten«, im Yoga geht es nicht darum, sich an dem anderen und dessen Leistung zu messen, sondern darum, für sich persönlich das Optimum aus der Übung herauszuholen. Auch wenn das praktisch bedeutet, dass ich nie im Leben einen Handstand hinbekommen werde.

Mir fallen alle Gleichgewichtsübungen und Hüftöffner leicht. Wohingegen ich beim Kopfstand, Handstand, quasi bei allen Umkehrungen, regelmäßig umfalle, ja manchmal sogar schlechter bin als meine eigenen Schüler. Also arbeite ich daran. Ohne darüber zu verzweifeln, dass meine elfenhafte Nachbarin bereits seit zehn Minuten regungslos im Kopfstand steht. Nein, ich versuche, mich ganz auf mich und meine eigene Praxis zu konzentrieren. Dabei halte ich mich streng an Patanjali, der sagt, dass jede Asana stabil (sthira) und angenehm (sukha) sein solle. Ein Satz, der gleich zweierlei Prinzipien des Yoga zum Ausdruck bringt.

Zum einen, dass es keinen Sinn hat, sich in eine instabile Position zu begeben, nur weil man meint, mithalten zu müssen, sondern dass man in seiner Praxis immer nur so weit gehen sollte, wie es der eigene Körper erlaubt. Und wie es ihm guttut. Zum anderen, dass man während jeder Praxis immer die richtige Mischung aus Spannung und Entspannung anstreben soll. Sprich, dass man weder übereifrig noch träge an die Übungen herangeht, sondern immer ein gesundes Mittelmaß findet.

Eine große Herausforderung, gerade in der heutigen Gesellschaft, in der alles auf dem Konkurrenzkampf basiert und jeder in allem immer der Beste, Schönste und Klügste sein will. Doch Sie werden sehen, wie leicht Sie in Ihrem Alltag aus diesem zwanghaften Vergleich aussteigen können, wenn Sie beim Yoga erst einmal damit begonnen haben.

28. GRUND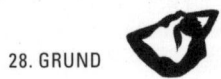

Weil wir merken, dass alle anderen ebenso unsicher sind

Und da wären wir schon bei Grund 28, den ich ganz besonders liebe. Vielleicht auch, weil ich selbst immer wieder feststellen muss, wie falsch mich andere Menschen doch einschätzen. Klar, große

Klappe, lautes Auftreten, das zeugt von Selbstbewusstsein. Aber auch wenn ich sicher nicht zur Fraktion »schüchternes Mäuschen« gehöre: Ja, auch ich bin verletzlich und viel sensibler, als ich wirke. Obwohl ich sehr lange gebraucht habe, mir das selbst einzugestehen. Doch mittlerweile weiß ich, dass ich überhaupt nicht so cool bin, wie alle denken – eingeschlossen ich selbst –, sondern sich hinter meiner harten Schale ein weicher Kern versteckt.

Womit wir schon wieder bei den Kleshas (Leiden) angekommen wären, von denen ich Ihnen bereits berichtet habe. In diesem Fall bei Asmita, der falschen Einschätzung des eigenen Selbst. Die bei mir dazu geführt hat, dass ich das Bild, das andere von mir hatten – zielstrebig, unterkühlt, rational –, jahrelang für bare Münze genommen habe. Dementsprechend, und da hat der gute Patanjali einfach mal wieder recht, habe ich mich auch so verhalten, wie es das Außenbild von mir verlangt hat. Auch wenn ich mich in manchen Momenten damit sehr unwohl fühlte.

Erst dank des Yoga habe ich wieder entdeckt, dass ich viel weniger rational bin als gedacht, und dass mein Bauchgefühl doch das bessere Barometer für meine Entscheidungen ist.

Doch natürlich bin auch ich nicht frei vom Schubladen-Denken und meine noch viel zu oft, Menschen auf den ersten Blick einordnen zu können. Und entdecke erst während des Yoga-Unterrichts, durch die Verspannungen in ihrem Körper und die Blockaden, die sich lösen und sie zum Weinen bringen, dass sie die gleichen Ängste, Sorgen und Minderwertigkeitskomplexe haben wie ich selbst.

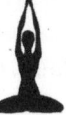

29. GRUND

Weil wir Probleme leichter meistern

Ich weiß ja nicht, wie es bei Ihnen ist, aber ich bin ein leidenschaftlicher Grübler und mache mir um alles und jeden einen Kopf. Wenn

XY etwas zu mir sagt, denke ich stundenlang darüber nach, was er oder sie damit gemeint haben könnte. Und wenn mich bei der Arbeit einer schräg anguckt, vermute ich direkt, dass ich demjenigen irgendwie auf den Schlips getreten bin, etwas Falsches gesagt habe, einen fetten Pickel auf der Nase habe oder, oder …

Dabei weiß ich ganz genau, dass schlecht gelaunte Blicke und Sprüche zu 99 Prozent nichts mit demjenigen zu tun haben, den sie treffen. Trotzdem beziehe ich alles gerne auf mich. Wahrscheinlich weil ich wie fast alle viel zu viel mit mir selbst beschäftigt bin und mich für den Nabel der Welt halte. Ganz anders als das Yoga, das uns als Teil eines großen Ganzen sieht, da jede individuelle Seele, Atman, mit der großen Weltseele, Brahman, untrennbar verbunden ist. Wenn wir das erkennen, dann können wir auch aus dem Kreislauf der ewigen Wiedergeburt austreten und die totale Befreiung, Moksha, erleben. Leider können Sie dafür unendlich viele Wiedergeburten benötigen. Also wappnen Sie sich schon mal mit Geduld. Denn von heute auf morgen werden Sie leider nicht an diesen Punkt kommen.

Ach wie schön kitschig sich das jetzt schon wieder anhört, aber hey, um bei unserem Alltag zu bleiben, wäre es nicht manchmal ganz gut, wenn wir uns ein bisschen weniger um uns selbst und unsere eigenen Befindlichkeiten drehen würden? Vielleicht würden wir uns dann auch nicht mehr fragen, was wir getan haben, wenn uns ein trauriger Blick trifft – sondern was dem anderen widerfahren sein könnte, und ihm eventuell sogar dabei helfen, das Problem zu lösen.

Und auch wenn eine Krankheit oder der Verlust eines geliebten Menschen durch die Gewissheit, dass wir alle zu einem großen Kreislauf gehören, nicht weniger schmerzhaft wird, so hilft uns das Yoga sowohl auf der geistigen als auch der körperlichen Ebene dabei, solche Schicksalsschläge besser durchzustehen. Und zwar so, dass wir im Idealfall sogar daran wachsen können.

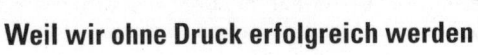

Weil wir ohne Druck erfolgreich werden

Ha! Wenn ich Sie bisher nicht überzeugen konnte, wie genial Yoga ist, dann schaffe ich es ganz bestimmt mit diesem Grund. Denn wer träumt insgeheim nicht davon, reich, weltweit erfolgreich und damit zugleich auch ein Stückchen unsterblich zu werden? Und das am besten noch ohne Stress und große Anstrengung, also quasi im Schlaf? Aber stopp! Geht das mit dem Yoga okay? Hatten wir nicht vorhin gelernt, dass es nicht darum geht, besser und erfolgreicher als die anderen zu sein? Ganz genau. Und vertrauen Sie mir: Sobald Sie Ihre Zeit nicht mehr damit verplempern, zu schauen, wie groß das neue Auto des Nachbarn ist, sondern sich stattdessen über Ihr eigenes klappriges Fahrrad freuen, umso leichter und besser wird Ihnen Ihre Arbeit von der Hand gehen. Und umso leichter gelingen Ihnen Dinge, von denen Sie niemals zu träumen wagten.

Denn dieser leidige Neid, ja, nehmen wir es an dieser Stelle ruhig einmal in den Mund, dieses hässliche, kleine, fiese Wort, das uns dazu verleitet, über Menschen schlecht zu sprechen, die wir eigentlich doch leiden können, macht nicht nur schlechte Laune, sondern raubt uns auch jede Menge Energie.

Deshalb mein Rat: Ärgern Sie sich nicht mehr darüber, dass Ihr Kollege unverdient befördert wurde. Sie können es sowieso nicht ändern. Warum als noch unnötige Energie darauf verschwenden? Nutzen Sie diese Kraft lieber für jene Dinge, die Ihnen wirklich am Herzen liegen, und machen Sie es in dem Tempo und in der Art, die Ihnen liegen. Ganz gleich, was die anderen sagen.

Hört sich an wie ein Traum? Okay, aber ist es Ihnen nicht auch häufig schon so ergangen, dass, wenn Sie etwas ganz besonders gut machen wollten, es Ihnen erst recht nicht gelungen ist?

Mir passiert das häufig, und wenn ich einen Text ganz besonders perfekt schreiben will, dann fällt mir das Schreiben für gewöhnlich viel schwerer als sonst. Warum? Weil meine Gedanken von diesem absoluten Willen vollkommen blockiert werden. Und ich in einem fort daran denke, wie gut der Text doch werden sollte.

Wenn ich indes am Vorabend mit einer Freundin im Kino war, noch das ein oder andere Glas Wein getrunken habe und mich morgens etwas müde, aber zufrieden aus dem Bettchen schälte, dann gelang mir vieles oft viel eher. Was im Umkehrschluss jetzt natürlich nicht heißt, dass Sie nur noch um fünf Uhr morgens ins Bett gehen sollen. Auch wenn das wirklich verlockend ist. Aber es geht darum, ein gutes Leben zu haben, es zu genießen und beruflichen Erfolg nicht mit einem erfüllten Leben gleichzusetzen. Denn wenn Sie zufrieden sind, wird sich der Rest von ganz alleine ergeben. Sie werden es sehen.

Ich konnte das im letzten Sommerurlaub sehr schön an meiner kleinen Tochter beobachten, die sich furchtbar darüber aufregte, dass sie (im Gegensatz zu uns) noch nicht lesen konnte. Abgesehen davon, dass sie sich damit den einen oder anderen herrlichen Tag am Strand verdarb, wurde sie natürlich auch nicht besser im Lesen, nur weil sie die Buchstaben in ihrem Buch ganz besonders böse und intensiv anschaute.

Nur drei Wochen später, das Lesen und der Sommerurlaub waren schon längst vergessen, wurde sie eingeschult und fing – na klar – an, Buchstaben zu lernen. Und obwohl ich weiter jeden Morgen meine Zeitung las, wurde ich mit keinem Wort mehr von ihr ausgescholten. Warum? Weil die neuen Klassenkameraden, die Schule und die Hühner auf dem Schulhof viel wichtiger als das Lesen waren, das sie dann im Übrigen recht schnell gelernt hat. Es war eben nicht mehr so wichtig.

Diese kleine Geschichte über meine Tochter ist symptomatisch für unser Leben: Denn wer schon länger auf diesem Planeten wandelt, der weiß, dass es besonders schwerfällt, etwas zu lernen, wenn man es ganz besonders dringend will. Weshalb wir uns im Yoga auch immer wieder im Loslassen üben. Denn wer loslässt, der wird auch besser an sein Ziel kommen als derjenige, der sich mit zusammengebissenen Zähnen an sein Ziel schleppt und im schlimmsten Fall dort zusammenbricht. Womit er im Endeffekt auch nicht schneller ist, weil er die Zeit danach erst mal in der Reha oder Kur verbringt.

Ich versuche, das auch immer allen Eltern klarzumachen, die meinen, dass ihr Kind ganz besonders schnell durch die Schule hetzen müsste. Abgesehen davon, dass den Kindern dadurch die wichtigen sozialen Kontakte fehlen, ja sie kaum noch Zeit haben, Hobbys zu pflegen, können sie dann, wenn sie denn endlich Abitur, Bachelor und Master in nur 15 Jahren absolviert haben, erst mal in die Kur oder in die Psychotherapie gehen, weil sie komplett vergessen haben, auf sich und ihren Körper zu achten. Warum also dann nicht gleich von Beginn an einen Gang runterschalten und das Gleiche in einem etwas langsameren Tempo entspannt erreichen?

Das gilt für so viele Bereiche im Leben: für den Beruf, die Partnerschaft oder den Kinderwunsch. Und ja, natürlich muss man trotzdem für das Abitur lernen und sollte nicht völlig unvorbereitet einen Vortrag halten. Aber *wenn* Sie es nicht geschafft haben, sich vorzubereiten, aus welchem Grund auch immer, dann hilft es Ihnen auch nichts, sich deshalb komplett verrückt zu machen. Dann sollten Sie versuchen, es einfach so hinzunehmen, wie es ist. Sich nicht noch unnötig aufreiben, indem Sie sich ärgern, sondern einfach schauen, wie es läuft, und es schließlich so, wie es war, auch akzeptieren, anstatt sich noch wochenlang damit zu quälen.

31. GRUND

Weil wir uns trauen, unsere Schwächen zu zeigen

Stärke gilt in unserer heutigen Gesellschaft ja als ganz besonders große Tugend. Denn wer seinen Willen und seinen Anspruch auf einen guten Platz in der Gesellschaft nicht verteidigen kann, der hat dort sowieso nichts verloren. Deshalb sollen wir, wenn es nach den Wirtschaftsbossen geht, auch immer schön die Zähne zusammenbeißen und brav unseren Teil zum Wachstum der Volkswirtschaft beitragen. Geweint werden kann später, zu Hause im stillen Kämmerlein. Weshalb sich auch keiner mehr traut, öffentlich Schwäche zu zeigen. Was wiederum dazu führt, dass wir fälschlicherweise immer davon ausgehen, dass die anderen viel stärker, tougher, eben härter sind als wir selbst. Denn dass sie manchmal ebenfalls zweifeln oder sich nachts vor lauter Grübeln schlaflos im Bett hin und her wälzen, behalten sie ebenso wie wir für sich selbst.

Mir hat eine Mutter, deren Kind die anderen immer gerne verprügelt und herumkommandiert hat, mal gesagt, sie könne ja nichts dafür, dass ihr Kind ein Alpha-Mädchen sei. Ich würde solch ein Verhalten ja eher als fehlende soziale Kompetenz bezeichnen denn als Indikator für einen Alpha-Charakter. Denn ist es ein Zeichen von Stärke, ganz besonders laut zu brüllen? Und so zu tun, als würde einen gar nichts, aber wirklich gar nichts berühren? Nein. Natürlich nicht. Deshalb ist es auch so schön, dass wir dank des Yoga lernen, unsere Schwäche auch vor anderen zu zeigen und selbstbewusst dazu zu stehen. Und das nicht nur, indem wir uns gestatten, unseren Tränen in der Schlussentspannung freien Lauf zu lassen, sondern auch, indem wir gemeinsam mit unserem Yogalehrer an unseren schwachen Seiten arbeiten. Doch das geht natürlich nur, wenn wir bereit sind, uns zu unseren Schwächen zu bekennen und von unserer Angst vor dem Kopfstand nicht mit einem albernen Gekicher oder vorgeschobenen Handgelenkproblemen abzulenken.

Denn wer bereit ist, sich im Yoga seinen Schwächen zu stellen, und sie offen vor anderen zugibt, der wird sich auch im Alltag damit leichter tun, gegenüber anderen zu sagen, dass ihm diese oder jene Situation Schwierigkeiten bereitet.

So habe ich zum Beispiel schon seit ewigen Zeiten richtiggehend Angst, Auto zu fahren. Gar nicht mal in der Stadt oder auf dem Land, nein, das ist alles kein Problem. Aber sobald ich auf die Autobahn abbiege, bekomme ich schweißnasse Hände. Was mich immer ganz besonders ärgert, weil ich als emanzipierte, selbstständige Frau doch bitte schön auch Auto fahren können muss.

Weshalb ich jahrelang allen gesagt habe, dass es mir eigentlich nur an der Praxis hapert und ich, wenn ich wieder mehr fahren würde, kein Problem mit dem Autofahren hätte. Womit ich mich selbst auch herrlich täuschen konnte. Ganz nach dem Motto: »Ja, im Studium, da war's natürlich viel zu teuer« oder »In der Großstadt ist ein Auto doch völlig überflüssig«. Alles Argumente, die durchaus ihre Berechtigung haben, auf mich aber leider nicht zutreffen. Und spätestens seitdem mein Mann und ich selbst ein Auto haben, mit dem wir auch gerne zum See fahren, kann ich sie nur noch schlecht anwenden.

Doch ich habe nicht deswegen angefangen, offen darüber zu sprechen. Nein, ich habe mich bewusst dafür entschieden, zu meiner Angst zu stehen. Was definitiv mutiger und selbstbewusster ist, als seinen Mund laut aufzureißen und über die bösen Folgen von Abgasen zu wettern.

Das Spannende daran war, dass sich plötzlich sehr viele Freundinnen von mir, von denen ich es im Leben nie gedacht hätte, ebenfalls als Autofahr-Hasenfüße herausstellten. Und dass sehr viele Bekannte von mir, die mich immer nur als stark und überaus selbstbewusst wahrgenommen haben, richtiggehend erleichtert waren, dass auch ich meine komischen Ängste mit mir herumschleppe.

32. GRUND

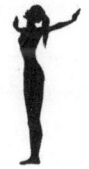

Weil Yoga das Vertrauen in unsere eigenen Kräfte wachsen lässt

Ich hatte ja bereits erzählt, dass meine Yogakarriere mit meiner Schwangerschaft begann. Eine Zeit, in der bei vielen Frauen jede Menge Fragen, Zweifel oder Ängste hochkommen. Das war auch bei mir nicht anders, denn die Ausgangssituation war alles andere als ideal.

Erst ein halbes Jahr zuvor hatte ich meinen Job in München an den Nagel gehängt und war zu meinem Freund – jetzt Mann – nach Berlin gezogen. Allen Unkenrufen seitens meiner Eltern, Freunde und selbst meines Freundes zum Trotz. Und auch wenn ich privat dank meiner zahlreichen Berliner Freunde recht schnell Fuß fassen konnte, so musste ich in beruflicher Hinsicht jedoch sehr schnell einsehen, dass es hier wesentlich schwieriger war, einen Job zu finden als im Süden Deutschlands. Noch zudem, wenn man im Bereich Was-mit-Medien arbeitet. Doch nach und nach baute ich mir auch hier ein kleines Netzwerk auf – und genau da wurde ich schwanger. Viel schneller als geplant. Natürlich freuten wir uns riesig, doch mit dem Bauch wuchs auch die Angst vor meiner beruflichen Zukunft.

Wie lange würde ich aussetzen müssen? Würden sich meine Auftraggeber nach einem halben Jahr überhaupt noch an mich erinnern? Und war es überhaupt möglich, mit kleinem Kind und ohne Oma und Opa, die um die Ecke wohnen, nach einem halben Jahr wieder zu arbeiten?

Fragen über Fragen, die mich nachts beschäftigten. Und da meine Freundinnen zu dem Zeitpunkt alle noch keine Kinder hatten, fühlte ich mich mit meiner Situation auch ziemlich allein gelassen. In dieser Verfassung landete ich beim Yoga. Ich, die Anti-Hippie-Frau. Die Batikhosen ebenso sehr verabscheut wie Dreadlocks und Trommler im Park. Und die aufgrund ihrer Waldorfvergangenheit doch eigentlich genug von Räucherstäbchen und Esoterik hatte. Dachte ich zumindest.

Doch als meine Prenatal-Lehrerin anfing, von den Zweifeln zu sprechen, die einen während der Schwangerschaft überkommen, der Angst, sein bisheriges Leben zu verlieren, oder gar nicht mehr als Frau, sondern nur noch als Mutter wahrgenommen zu werden, da merkte ich: *Strike! Genau das hast du gebraucht.*

Und auch die Aussicht, dass ich dank der Yogaübungen doch wieder in meine alten Hosen passen würde, machte mir Mut.

Ich sage zu meinen Prenatal-Schülerinnen immer, dass es kein Wunder ist, dass wir in der Schwangerschaft das Gefühl für unsere innere Mitte verlieren. Denn durch den wachsenden Bauch verändert sich die Mitte, die wir schon so lange kennen, ja auch täglich. Weshalb Balance-Übungen auch prima für jede Schwangere sind, da sie das Gefühl für die Mitte stärken und wieder ein inneres Gleichgewicht herstellen.

Ja, ja, ich höre Sie schon hinten in der letzten Reihe mit meinem Mann lachen. Aber es hilft. Und das nicht nur in der Schwangerschaft. Auch den Nicht-Schwangeren helfen die Übungen dabei, fest und mit beiden Füßen auf dem Boden zu stehen, auch wenn die Welt um einen herum ins Schwanken gerät. Wobei wir schon wieder bei dem nächsten Grund auf meiner Liste angekommen sind, warum Yoga so liebenswert ist.

33. GRUND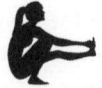

Weil wir wieder Sicherheit in uns selbst finden

Wer körperlich an sich arbeitet, der fühlt sich nicht nur fitter, sondern auch viel besser aufgehoben in seinem Körper. Das ist klar.

Doch nicht nur, weil wir ihn von innen und außen kräftigen, sondern auch, weil wir ihn endlich wieder wahrnehmen und uns so mit ihm verbinden. Und das ausnahmsweise nicht in dem Sinne, dass wir an ihm rummäkeln und uns über unseren dicken Bauch, kleinen Busen, krummen rechten Zeh oder was auch immer beschweren, sondern indem wir lernen, ihn mit all seinen Schwächen und kleinen Eigenheiten anzunehmen.

Ja, ja, denken Sie jetzt sicher, die hat gut reden mit ihrem Yoga-Po. Aber haben wir eigentlich schon einmal von meinen ungleichen

Brüsten gesprochen? Oder von meinen kleinen, schrumpeligen Zehen, die angeblich jeder in meiner Familie hat und die in keinen, wirklich keinen Schuh hineinpassen wollen. Außer er ist Größe 45, und damit sehe ich natürlich aus wie ein Clown. Deshalb kaufe ich ungefähr genauso häufig Blasenpflaster wie andere Milch und Brot. Aber egal, was ich damit deutlich machen will, ist: Jeder hat etwas, was ihn an sich stört. Nur dass die meisten Mitmenschen ebenso wenig auf Ihren Po starren, wie Sie auf meine Brüste schauen, und sich dabei denken: »Igitt, die eine ist ja größer als die andere, wie ekelig ist denn das!« Und mal ganz ehrlich: Wenn das jemand bei Ihnen machen sollte, ist er ein kompletter Idiot und der Aufregung nicht wert. So habe ich die Freundin, die mich immer wieder gerne darauf hingewiesen hat, wie schrecklich es doch sein müsste, zwei ungleiche Brüste zu haben, auch einfach entsorgt. Und seitdem auch nicht mehr vermisst.

Denn viel wichtiger als ein perfekter Körper ist das eigene Körpergefühl, dass wir uns in ihm wohlfühlen, was wir ganz von alleine machen, wenn wir ihn dank des Yoga hegen und pflegen. Doch nicht etwa, damit er besonders schick in einem Minirock aussieht, sondern weil er es verdient hat, wertgeschätzt zu werden, auch mit dem blöden kleinen Zeh. Denn immerhin trägt uns unser Körper den ganzen Tag durch die Gegend, hilft uns beim Schreiben, Schwimmen, Denken und ist überhaupt ein ganz hervorragendes, eigenständiges System, dem wir auch mal so viel Aufmerksamkeit schenken sollten wie unserem iPhone.

Eine gute Freundin von mir sagt immer: »Wenn ich wieder in Form bin, dann komme ich auch mit zum Yoga.«

Warum? Weil sie glaubt, dass dort alle Menschen so aussehen wie in der »Sports Illustrated«. Was natürlich kompletter Unsinn ist. Ich hatte sogar einmal eine Yogalehrerin, die einen Po hatte, bei dem selbst Jennifer Lopez vor Neid erblassen würde, und auch einige bekannte Yogalehrer haben unter ihrem T-Shirt einen kleinen Bauch versteckt, was wahnsinnig sympathisch ist. Denn, ich wiederhole mich zwar nur ungern, aber um die perfekte Figur geht es beim Yoga eben nicht.

Weshalb Sie auch genau dann oder eigentlich gerade dann zum Yoga gehen sollten, wenn Sie sich nicht in Form fühlen. Denn Ihr Idealgewicht, die vollendet geformten Oberarme oder Po-Muskeln würden mit Sicherheit nichts daran ändern, dass Sie sich in Ihrer Haut unwohl fühlen. Abgesehen davon, dass Sie auf diesen einen perfekten Tag wahrscheinlich Ihr ganzes Leben warten können.

Das trichtere ich meiner Freundin auch schon eine ganze Weile ein, bisher ohne Erfolg. Aber ich werde einfach so lange auf sie einreden, bis sie neben mir auf der Yogamatte steht.

Doch nicht nur für uns normal Körperwahrnehmungsgeschädigten kann Yoga hilfreich sein. Nein, es kann auch traumatisierten Menschen dabei helfen, wieder Sicherheit in ihrem Körper zu finden.

So hat der amerikanische Yogalehrer Emerson zusammen mit Professor Bessel van der Kolk, dem Begründer und medizinischen Leiter des Traumazentrums am Human Resources Institute Hospital, ein Yogaprogramm entwickelt, das traumatisierten Menschen dabei helfen soll, wieder mit ihrem Körper in Einklang zu kommen. Denn selbst wenn sie dank einer Psychotherapie ihr Trauma geistig verarbeiten konnten, so steckt es ihnen doch immer noch im wahrsten Sinne des Wortes in den Knochen.

Emerson und seine Kollegen versuchen, in enger Zusammenarbeit mit dem jeweiligen Psychotherapeuten und durch ein speziell auf die Patienten zugeschnittenes Yogaprogramm, diese Erinnerung, die sich im Körper der Traumatisierten manifestiert hat und durch bestimmte Trigger wie Gerüche, Berührungen sowie Geräusche jederzeit wieder wachgerüttelt werden kann, komplett zu eliminieren. Damit sich der Patient wirklich wieder vollkommen sicher und heimisch in seinem Körper fühlt und nicht nur sein Geist, sondern auch sein Körper lernt, mit dem Trauma zu leben.

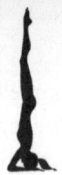

Weil wir wieder fest im Leben stehen

Ich hatte ja schon davon gesprochen, wie wichtig eine starke Mitte ist, um mit beiden Beinen fest im Leben zu stehen, und wie wir sie ganz leicht durch Balance-Übungen stärken können. Bauchübungen sind dafür übrigens ebenso perfekt, auch wenn wir die eher mit einem Kurs im Fitnessstudio als mit Yoga in Verbindung bringen. Aber ich muss Sie leider enttäuschen, auch im Yoga machen wir diese unangenehmen Übungen – nicht zuletzt, weil wir viele Asanas ohne Bauchmuskulatur gar nicht halten können. Aber ebenso, weil der Bereich um den Solar Plexus, das sogenannte Nabelchakra oder Manipura-Chakra (Manipura heißt »leuchtender Juwel«), im Yoga als Zentrum der Persönlichkeit, Willenskraft und des Selbstvertrauens gilt.

Puh, jetzt wird es wieder ein bisschen theoretisch. Aber keine Sorge, danach wissen Sie endlich, was es mit dieser ganzen Farb-Chakren-Geschichte auf sich hat, auf die mittlerweile auch gerne in der Kosmetik- und Wellness-Industrie in Form von Sprays, Edelsteinen und Kerzen gesetzt wird, um den Konsumenten von der Extravaganz des Produktes zu überzeugen. Was leider nur in den wenigsten Fällen wirklich stimmig ist.

Also, los geht's: Nach yogischer Auffassung besteht jeder Mensch aus drei Körpern: dem physischen Körper (Sthula Sharira), dem Astralkörper (Sukshma Sharira) und dem Kausalkörper (Karana Sharira). In diesen drei Körpern drückt sich Atman, unser wirkliches Selbst, die individuelle Seele aus. Wobei unsere individuelle Seele mit der Weltseele (Brahman) verbunden ist. Eine Erkenntnis, die wir allerdings nicht mit dem Verstand begreifen, sondern nur in absoluter Versenkung, Samadhi, wirklich erfahren können.

Ein Konzept, das sich komplizierter anhört, als es ist, denn im Grunde will es nur sagen, dass wir alle, ganz gleich, woher wir stammen, eine unsterbliche Seele (Atman) haben, die mit der Weltseele (Brahman), dem Universum, dem Unverständlichen untrennbar verbunden ist, und dass wir zunächst auch das Göttliche in uns selbst entdecken müssen. Und das gelingt uns wiederum erst in der absoluten Versenkung, Samadhi.

Zugegeben, ein wenig verschachtelt. Und es wird noch etwas verschachtelter. Denn unsere drei Körper (Shariras) bestehen wiederum aus fünf verschiedenen Hüllen (Koshas): der physische Körper aus der Nahrungshülle (Annamaya Kosha), der Astralköper aus der Energiehülle (Pranamaya Kosha), der emotionalen Hülle (Manomaya Kosha) und der intellektuellen Hülle (Vijnanamaya Kosha) und der Kausalkörper aus der Glückseligkeitshülle (Anandamaya Kosha).

Diese Koshas sind wiederum durch die sieben Energiepunkte (Chakren), die entlang der Wirbelsäule verlaufen, miteinander verbunden und können so aufeinander einwirken. Die Chakren kann man sich als energetische Räder vorstellen, die sich in einem harmonischen Körper gleichmäßig drehen. Sie sorgen dafür, dass sich die Lebensenergie (Prana) über die Energiebahnen (Nadis) gleichmäßig in den verschiedenen Körpern verteilen.

Geraten die sieben Chakren jedoch aus dem Gleichgewicht, so ist die Harmonie des ganzen Systems gefährdet. Um dieses System wieder in Einklang zu bringen, gibt es verschiedene Yogahaltungen, Mantren, Düfte, Farben, Edelsteine etc., die das geschwächte Chakra wieder stärken sollen.

Ganz schön kompliziert. Dafür sind Sie im Anschluss aber ein absoluter Chakren-Experte und können beim nächsten Yoga-Retreat mit Ihrem Wissen Fleißpunkte sammeln. Also, weiter geht's.

Das erste, sogenannte Wurzelchakra (Muladhara-Chakra) steht für unser Urvertrauen, die Standhaftigkeit und Stabilität, und ist dementsprechend auch am Ende der Wirbelsäule am Steißbein zu verorten. Farblich wird ihm interessanterweise das Rot zugeordnet, obwohl man diese Farbe eher für das Sakralchakra (Svadhisthana-Chakra) vermuten würde, das auch gerne als Sexualchakra bezeichnet wird, weil es – wen wundert's – für unsere Emotionen, Sexualität, aber auch Begeisterungsfähigkeit steht. Seine Farbe ist das Orange.

Das nächste und dritte Chakra ist um den Nabel herum angesiedelt und wird deshalb auch Nabel- oder Solarplexuschakra (Manipura-Chakra) genannt. Es präsentiert unsere Persönlichkeit, den Willen und den Umgang mit unseren Emotionen. Seine Farbe ist das Gelb.

Und da wären wir auch schon beim Herzchakra (Anahata-Chakra), grün wie die Hoffnung, das, wie man sich denken kann, für unsere Gefühle steht und sich auf der Höhe des Herzens befindet.

Das Hals- oder Kehlchakra (Vishuddha-Chakra) liegt mir Quasselstrippe natürlich ganz besonders am Herzen, da es Kommunikationsfähigkeit, Offenheit und Kreativität verkörpert. Spannend, dass ihm ausgerechnet meine Lieblingsfarbe, ein sattes Blau, zugeordnet wird.

Dicht darauf folgt das Stirnchakra (Ajna-Chakra) auch das Dritte Auge genannt, das für unsere Wahrnehmung und Intuition steht und an einem dunklen Lila zu erkennen ist.

Den Abschluss bildet das Kronenchakra (Sahasrara-Chakra), das durch ein helles Lila symbolisiert wird und das unsere Spiritualität und das Vertrauen zu Gott beinhaltet.

Im Yoga versuchen wir durch entsprechende Übungen, das jeweilige Chakra zu aktivieren. So soll zum Beispiel durch Umkehrhaltungen wie den Hand- oder Kopfstand das Kronenchakra gestärkt werden. Woran man sieht, dass es mit meinem Gottvertrauen wohl noch nicht so weit her ist, da mir die Umkehrhaltungen von allen Übungen am schwersten fallen.

Die Bauchübungen wiederum sind gut für das Nabelchakra, das für unser Selbstvertrauen und unsere Durchsetzungskraft verantwortlich ist. Weshalb wir dank eines durchtrainierten Bauches nicht nur im Schwimmbad eine gute Figur machen, sondern auch im Alltag fester im Leben stehen und uns von nichts mehr so leicht umwerfen lassen.

Hört sich gut an? Dann sollten Sie unbedingt zum Kundalini Yoga gehen, eine im Westen sehr verbreitete Yoga-Art, deren Ziel es ist, die Kundalini-Schlange zu erwecken, die zusammengerollt am Ende unserer Wirbelsäule liegt.

Bitte was, ich habe doch keine Schlange in mir, denken Sie jetzt sicher. Aber keine Sorge, die Schlange ist hier bildlich zu verstehen, als eine uns allen innewohnende Kraft, die wir durch das Yoga versuchen zu aktivieren, und die uns über die Chakren – ah, da sind sie wieder! – zur Erleuchtung führt. Eine schöne Vorstellung, oder nicht?

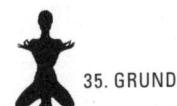

35. GRUND

Weil wir über unsere Grenzen hinauswachsen

Ach ja, das hört sich doch toll an! Ohne große Anstrengung schnell zum Erfolg segeln und dabei auch noch einen hübschen Bauch bekommen. Ganz so einfach ist es dann aber leider doch nicht, denn bevor wir in diesem Stadium ankommen, müssen wir ordentlich an uns arbeiten.

So war ich bis vor acht Jahren eine notorische Anti-Sportlerin, die, wenn sie ein Auto gehabt hätte, wahrscheinlich selbst zum Brötchenholen gefahren wäre. Freiwillig auf das Fahrrad steigen, spazieren oder schwimmen gehen? Unvorstellbar. Es sei denn, das nächste Café hätte mich schon nach einem Kilometer erwartet. Ja selbst unser Ferienhaus, das in einem idyllischen Wandergebiet mitten im Schwarzwald liegt, hat mich in den ersten dreißig Jahren meines Leben nicht dazu bringen können, Freude am Wandern, Joggen oder irgendeiner anderen Form der Bewegung zu finden. Die Fünf in Sport, Sie wissen schon …

Ich schätze, ich war für meine Sportlehrer ein echter Albtraum. Vor allem, weil ich im Grunde ja nicht unsportlich bin, sondern schlicht und ergreifend faul. Fauler als faul. Stinkfaul. Und ob Sie es glauben oder nicht, eigentlich bin ich das immer noch. Weshalb ich mir im Urlaub auch immer eine dreiwöchige Yoga-Auszeit nehme. Wobei, das hat auch noch andere Gründe. Aber dazu später mehr.

In jedem Fall musste mein ehemaliger Sportlehrer bereits nach der ersten Sportstunde einsehen, dass ich trotz sportlicher Figur und guter Kondition nur dann auch wirklich drei Runden um den Sportplatz gerannt bin, wenn er kreischend hinter mir herlief. Was mich alten Trotzkopf dazu veranlasste, nur noch langsamer zu werden. Und was ihn natürlich wiederum auf die Palme brachte. Ich mache übrigens noch immer gerne genau das Gegenteil von dem, was man mir sagt. Eine wirkliche Unart, ich gebe es zu. Doch wenn mein Mann mich bittet, mich zu beeilen, dann kann ich einfach nicht anders, ich muss noch langsamer werden. Was er natürlich auch längst begriffen hat und weshalb er mittlerweile selbst in der größten Hektik noch so tut, als hätten wir alle Zeit der Welt. Sodass wir es kürzlich doch wirklich geschafft haben, so lange im Duty-free-Shop herumzutrödeln, dass wir ausgerufen werden mussten. Eine Katastrophe für meinen Mann, normal für mich. Denn hey, wir haben den Flieger noch bekommen. Also, worüber aufregen?

Und ja, ich gebe es ungerne zu, aber ich bin bis vor einem Jahr auch kaum Fahrrad gefahren. Nicht etwa, weil ich keines hatte. Im Gegenteil, ich hatte sogar gleich zwei. Ein großes, schickes Holland-rad und ein praktisches, hippes kleines Klapprad. Beide tipptop in Schuss dank der Pflege meines Mannes. Und wahrscheinlich auch aufgrund der Tatsache, dass sie fünf Jahre lang im Keller herum-gestanden haben und nicht benutzt wurden.

Ich weiß, es gibt nichts Praktischeres als Fahrradfahren. Was meinen Sie, wie oft meine Freunde mir das schon erzählt haben. Trotzdem bin ich jahrelang mit der Tram zum Yoga gefahren. Reisedauer: circa zwanzig Minuten. Mit dem Fahrrad acht. Und wenn die Bahn nicht kürzlich gestreikt hätte, wäre ich wahrscheinlich nie wieder auf das Rad zurückgekommen. Jetzt möchte ich es nicht mehr missen und verfluche mich selbst für meine jahrelange Ignoranz.

Sie sehen, ich habe mich durch das Yoga nicht komplett transformiert, sondern lediglich erkannt, dass der leichteste und bequemste Weg nicht immer auch der beste ist. Und dass wir manchmal an dem Punkt, wo es unbequem wird, versuchen sollten, noch ein Stückchen weiterzugehen, um Dinge erreichen zu können, von denen wir zuvor nur geträumt haben.

Natürlich habe ich nie davon geträumt, stundenlang zu wandern. Das finde ich im Übrigen noch immer nur mittelmäßig spannend. Aber ich habe durch das Yoga wenigstens gelernt, mich hin und wieder über meine Bequemlichkeit hinwegzusetzen und mich meinen Ängsten zu stellen, die sich häufig hinter meinem Hang zur Faulheit versteckt haben. So wie zum Beispiel hinter meiner Unlust zu wandern meine Höhenangst steckt, und meine Bequemlichkeit beim Sport eigentlich meiner Angst vor Vergleichen mit anderen gezollt ist, ja ich könnte diese Liste wahrscheinlich noch endlos weiterführen. Die Quintessenz ist jedoch: Wenn wir es einmal geschafft haben, uns über unsere Angst hinwegzusetzen, sind die Grenzen, die wir uns durch unsere Angst geschaffen haben, schon ein Stück weit eingerissen und wir müssen nur noch ein wenig daran rütteln, um sie endgültig zu überwinden und die ganze Weite des Lebens genießen zu können.

Als ich ein Kind war, habe ich mir zum Beispiel nichts sehnlicher als Ohrlöcher gewünscht. Irgendwie habe ich das mit Erwachsensein gleichgesetzt. Weshalb mir meine Eltern auch immer versprochen haben, dass ich mir Ohrlöcher stechen dürfte, bevor ich in die Schule käme. Als Eintritt in die Erwachsenenwelt sozusagen. Irgendwann war es dann endlich so weit: Der Schulranzen war gepackt, die Stifte gekauft, das Kleid genäht. Fehlten also nur noch die passenden Ohrringe. Also gut, los ging's. Natürlich ist mein Bruder,

Beschützer, der er ist, mitgekommen, um auch sicherzugehen, dass der böse Mann aus dem Juwelierladen mich auch nicht entführte. Stolz wie ein Pfau stolzierte ich mit meinem Bruder und Papa in den Laden und entschied mich nach langem Zögern gegen die goldenen Herzen und für ein Paar silberne Elefanten-Ohrstecker, die ich noch immer als Andenken in meinem Schmuckkästchen aufbewahre. Der alte Mann nickte freundlich, griff unter die Ladentheke und holte ein Gerät hervor, das für mich ungefähr genauso aussah wie der Revolver, den der Cowboy aus dem Vorspann von »Western von gestern« dem Zuschauer entgegenhält. Weshalb ich auch in Windeseile unter die Theke huschte, mein Gesicht in meinen Händen versteckte und um nichts in der Welt wieder hervorkommen wollte. Völlig überrascht begannen mein Vater und mein Bruder sanft auf mich einzureden, ja selbst der alte grimmige Juwelier bestätigte mir immer wieder, dass ich gar nichts spüren würde.

Aber das kannte ich schon. Das hatte mein Kinderarzt auch immer gesagt, bevor er mir die Spritze in den Hintern rammte. Nein, danke. Aber andererseits wollte ich diese Ohrringe und das um alles in der Welt. Und es war nur dieser eine klitzekleine Schuss, der mich von ihnen trennte.

Irgendwann, nach gefühlten zwei Stunden, reichte es meinem Papa und er sagte entnervt: »Du traust dich ja sowieso nicht mehr.«

Baff. Mit diesem Satz hatte er bei mir genau ins Schwarze getroffen. Denn »nicht trauen« war für mich das Gleiche wie »zu blöd zum Fußballspielen«. Also eine der größten Beleidigungen, die man mir Jungsmädchen machen konnte. Aber nicht mit mir.

Flink kam ich unter dem Tisch hervorgeschossen, setzte mich mit zusammengebissenen Zähnen auf den Stuhl und sagte, ohne mit der Wimper zu zucken: »Ich bin so weit!«

Und schon hatte ich zwei Elefanten auf meinen Ohrläppchen sitzen.

Sicher können Sie sich vorstellen, wie stolz ich danach auf mich war. Und zwar weniger auf meine beiden silbernen Tierchen als auf die Tatsache, dass ich mich im Endeffekt doch getraut und mein Ziel trotz meiner Angst nicht aus den Augen verloren hatte.

Genau das tun wir viel zu selten. Viel zu oft lassen wir uns von unserer Angst und nicht von unseren Wünschen lenken. Und ärgern uns später, dass wir den Mut dafür nicht finden konnten.

Aber wollen Sie, dass Ihre letzten Gedanken auf dem Sterbebett mit dem Satz »Ach, hätte ich mich doch getraut …« beginnen? Nein. Also packen Sie Ihre Ängste an den Hörnern, zwingen Sie sie nieder, trauen Sie sich das Unvorstellbare. Und Sie werden sehen, welche Horizonte sich Ihnen dafür öffnen werden.

36. GRUND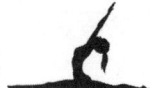

Weil viele Yogaweisheiten auch im Alltag hilfreich sind

Ja, ich weiß. Viele Yogazitate hören sich an wie ein schlechter Glückskeksspruch. Mir läuft ebenso ein kalter Schauer den Rücken hinunter, wenn jemand in meiner Gegenwart Phrasen à la »Andere Mütter haben auch schöne Söhne« von sich gibt. Weshalb ich auch immer extrem genervt bin, wenn sich ein Yogalehrer als Reinkarnation von Meister Eckhart aufspielt, was leider keine Seltenheit ist. Wahrscheinlich, weil viele Yogalehrer in ihrem früheren Leben einen Beruf hatten, in dem sie viel im Licht der Öffentlichkeit standen und dementsprechend nun den Yogaraum gern mit einer Bühne verwechseln. Weshalb sie sich erst einmal in einem nicht enden wollenden Dialog über sich, ihr Wohlbefinden und die Welt im Allgemeinen ergehen, bevor sie die Schüler auch nur eines Blickes würdigen.

Ganz besonders schlimm wird es, wenn jemand einen Satz mit »Heute Morgen, als ich aufgewacht bin …« oder »Gestern, als ich nach Hause kam …« beginnt. Denn dann können Sie sicher sein, dass dreißig Minuten ihrer 95-minütigen Klasse für die Schilderung des neuesten Erkenntnisgewinns Ihres Lehrers draufgehen werden.

Doch es gibt eben auch andere, richtig gute Lehrer, denen es um die Sache, also das Yoga, und nicht um sie selbst geht, und die schlaue Dinge von sich geben, von denen wir sogar etwas mit nach Hause nehmen können.

Klar, das meiste davon wissen wir schon. Nur leider vergessen wir es auch immer wieder. Und so grübeln wir weiter stundenlang über das Gestern, obwohl wir wissen, dass es keinen Sinn hat und wir uns dadurch nur die Gegenwart vermiesen.

Wenn ein Lehrer uns jedoch auf freundliche und nicht belehrende Art und Weise diese allgemein bekannte Weisheit wieder ins Gedächtnis ruft, dann kann es durchaus sein, dass wir es schaffen, uns beim nächsten Streit mit unserem Chef nicht noch das ganze Wochenende zu verderben, sondern die Sache bis Montag einfach abzuhaken.

37. GRUND

Weil Yogis verbindlich sind

Ich habe jahrelang im Rheinland gelebt und es heiß und innig geliebt. Nicht nur, weil die Menschen dort so freundlich und offen sind, sondern auch, weil sie das Leben zu genießen wissen. Und bevor wir jetzt auf die leidige Karnevals-Frage zu sprechen kommen: Ja, ich mag ihn, und ja, ich feiere ihn manchmal auch richtig gerne. Doch worauf ich eigentlich hinauswollte, ist die rheinische Unzuverlässigkeit. Immer wieder aufs Neue zuverlässig zu entdecken, wenn man umzieht und auch am geplanten Tag des Umzuges um elf Uhr abends noch immer ohne die ganzen fleißigen Helferlein dasteht. Ebenso sehr verbreitet ist die rheinische Aussage: »Wir telefonieren.« Was Sie auch als »Tschüss und auf Nimmerwiedersehen« übersetzen können. Also, falls es Sie demnächst in das Rheinland verschlagen sollte: Bitte alle Verabredungsvorschläge Ihrer neuen

Bekanntschaft nicht allzu ernst nehmen. Abgesehen davon, dass Sie sowieso nie pünktlich zu einer Verabredung mit einem/einer Rheinländer/in kommen sollten, da eine Viertelstunde Verspätung einfach zum guten rheinischen Ton gehört.

Zum Glück hat mein Mann, natürlich auch ein Rheinländer, nur die guten Seiten seiner Heimat mitbekommen. Doch einige meiner Freunde, so gerne ich sie habe, sind eben in jeder Hinsicht Rheinländer.

Ganz anders ist das hingegen bei Yogis, denn die sind mehr als zuverlässig. Und das nicht nur, weil es der achtgliedrige Yogaweg von ihnen verlangt, sondern auch, weil sie der Oberflächlichkeit unserer Gesellschaft etwas entgegensetzen möchten. Hört sich natürlich ganz schön moralisch an. Aber hey, seien Sie doch mal ganz ehrlich: Nervt es Sie nicht auch, wenn Ihre Freundin mal wieder fünf Minuten vorher die Verabredung per SMS absagt, weil sie sich »irgendwie nicht danach fühlt«. Oder wenn ein Freund, den Sie gebeten haben, für Sie auch eine Konzertkarte zu kaufen, Ihnen am Tag der Veranstaltung, die natürlich bereits ausverkauft ist, gesteht, dass er es leider vergessen hat. Mich schon. Und zwar gewaltig. Also ist Zuverlässigkeit vielleicht doch nicht so spießig, wie wir meinen, sondern eigentlich sehr angenehm. Insbesondere, wenn man Familie, Freunde und Beruf unter einen Hut bringen will.

Deshalb, machen Sie es wie die Yogis und seien Sie die Veränderung, die Sie sehen wollen. Am besten fangen Sie damit gleich in Ihrem nächsten Umfeld an, zum Beispiel, indem Sie mir beim nächsten Umzug helfen und so etwas zur Förderung der Hilfsbereitschaft beitragen – Sie wissen ja, meine rheinischen Freunde. Oder indem Sie Ihrer klapprigen Nachbarin die Tüten hochtragen oder von heute an nicht mehr nur davon reden, wie ungerecht die Milchpreise doch sind, sondern stattdessen einfach die teurere Bio-Milch kaufen. Seien Sie verbindlich in Ihren Aussagen und Taten. Und verändern Sie damit die Welt. Und sich selbst gleich ein kleines Stück mit.

Kapitel 4

Wild World

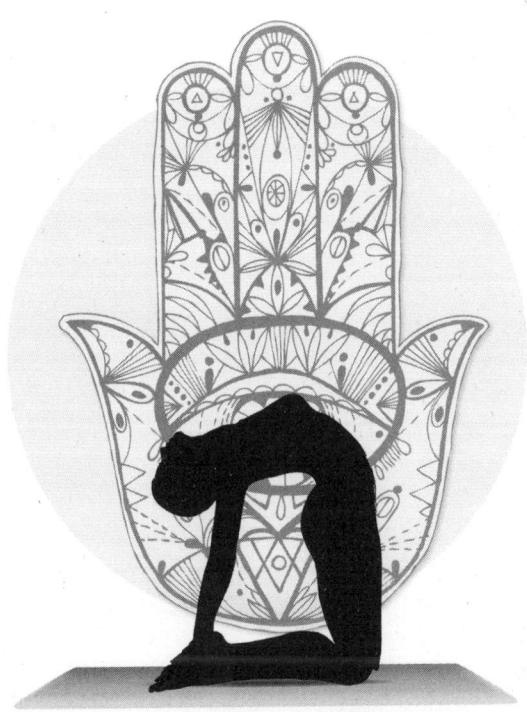

Der Kapitalismus, der alte Schlawiner
Is' uns lang genug auf der Tasche gelegen
Vorbei vorbei vorbei vorbei
Jetzt isser endlich vorbei

Peter Licht, »Lied vom Ende des Kapitalismus«

Als Teenager war ich ein richtig großer Cat-Stevens-Fan (jetzt Yusuf Islam). Insbesondere sein Album »Tea for the Tillermann« habe ich rauf und runter gehört. Sehr zum Leidwesen meiner Eltern, die die Platte irgendwann unfreiwillig mitsingen konnten, obwohl sie eigentlich gar kein Englisch können. Aber was sollte ich machen? Diese Platte war einfach wie gemacht für mich frustrierten, 13-jährigen Teenager, der von seinen Eltern aus der Großstadt in einen langweiligen Vorort verschleppt worden war, in dem der letzte Bus um 20.15 Uhr in das nächstgrößere Städtchen fuhr. Und der sich nichts sehnlicher wünschte, als endlich in die von Cat Stevens beschriebene »Wild World« einzutauchen, in der das eigentliche Leben spielte. Um schlussendlich festzustellen, dass auch dort alle auf der Suche nach dem richtigen Platz im Leben sind.

Verstehen Sie mich jetzt bitte nicht falsch. Ich bin immer noch ein absoluter Großstadt-Fan und würde nie im Leben wieder in einen Vorort ziehen. Auch wenn meine Tochter noch so oft betont, dass sie sich nichts Schöneres vorstellen kann, als neben einem stinkenden Pferdestall zu wohnen. Doch sobald ich keinen 24-Stunden-Kiosk oder kein Schild mit »Coffee to go« sehe, bekomme ich eine Panikattacke. Glauben Sie mir.

Doch trotz allem, trotz meines Drangs, am Puls der Zeit zu sein, und der Freiheit und Anonymität der Großstadt, die ich über alles schätze, brauche ich einen Ort, an dem ich mich heimisch fühle. Und damit meine ich jetzt nicht mein Zuhause, sondern einen Ort fernab der eigenen vier Wände, an dem ich Menschen treffe, die so ähnlich denken wie ich selbst.

Früher übernahm diese Funktion die Kirche. So auch bei meinen Eltern, als sie vom sonnigen Baden-Württemberg ins unbekannte Ruhrgebiet zogen, das sie erst mal auf der Karte suchen mussten. Doch dank der katholischen Gemeinde, in der sich beide stark engagierten, wuchsen die Kontakte und Freundschaften. Und so fanden sie dort ein neues Zuhause, fernab ihrer süddeutschen Heimat.

Doch auch wenn die Menschen in unserer globalisierten Welt heute offener gegenüber Zugezogenen sind, so ist es doch gleichwohl schwerer, sich an einem neuen Ort heimisch zu fühlen. Insbesondere, wenn man keine Kinder hat, dank denen man innerhalb kürzester Zeit Menschen kennenlernt, die zumindest ein Interesse mit einem gemein haben – die Kinder –, wird es richtig schwer, Gleichgesinnte zu treffen.

Und natürlich auch, weil die wenigsten Menschen über dreißig noch regelmäßig in die Kirche gehen, geschweige denn mit den von der Kirche verkündeten Doktrinen etwas anfangen können. Dadurch haben sie jedoch zugleich einen Bezugspunkt verloren, der noch vielen unserer Eltern sowohl gesellschaftlich als auch gedanklich Halt im Leben gegeben hat. Und den viele, nachdem sie sich lange genug ausprobiert haben, auch schmerzlich vermissen. Ja, sie verspüren vielleicht sogar eine Leerstelle, die sie mit etwas anderem zu füllen versuchen. Zum Beispiel mit Yoga.

Denn das Yoga bietet diesen Menschen, zu denen auch ich gehöre, nicht nur die Chance, die Sehnsucht nach einem tieferen Sinn im Leben zu befriedigen, ohne sich dabei den hierarchischen und undurchsichtigen Strukturen der Institution Kirche unterordnen zu müssen, sondern ist zugleich ein Ort, an dem man so wie früher in der Gemeinde ohne Probleme auf Gleichgesinnte trifft. Die natürlich nicht sofort alle unsere Freunde werden, aber unter denen man zumindest den einen oder anderen Freund finden könnte.

Womit wir auch schon beim nächsten Grund angekommen sind, warum Yoga so einsame Spitze ist.

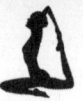

Weil wir durch das Yoga ein
zweites Zuhause geschenkt bekommen

Natürlich werden mich nicht alle gleich mit Handschlag begrüßen, wenn ich das New Yorker Studio von Jivamukti betrete. Aber ich werde mich dort allein schon aufgrund der ähnlichen Atmosphäre, der gleichen Lavendel-Lotion, mit der die Lehrer die Schüler am Ende der Stunde massieren, und der bekannten Abläufe der Klassen sofort wie zu Hause fühlen. Abgesehen davon, dass ich viele der Lehrer aus den anderen Ländern und Städten schon kenne, da sie entweder schon während ihrer Ausbildung oder später als Gastlehrer in den Berliner Studios waren.

Sollte es mich eines Tages jedoch in irgendeine Ecke der Welt verschlagen, in der es weder ein Jivamukti-Studio noch einen -Lehrer gibt, dann werde ich mit Sicherheit ein neues nettes Studio suchen, und wenn vielleicht nicht gleich beim ersten Versuch, dann doch mit der Zeit ein neues yogisches Zuhause finden.

Yogisches Zuhause – das hört sich jetzt im ersten Moment schon wieder nach einer sektenmäßig heilen Welt an. Und wenn Sie mir vor zehn Jahren gesagt hätten, dass ich diesen Begriff irgendwann über die Lippen bekommen würde, ohne zu grinsen, dann hätte ich Sie sicher schallend ausgelacht. Doch mittlerweile weiß ich, dass die Menschen dort nicht mit wallenden Gewändern und Räucherstäbchen in den Händen durch den Raum hüpfen, sondern dass es sich dabei vielmehr um einen Treffpunkt für Menschen handelt, denen ähnliche Gedanken durch den Kopf gehen und die ebenso wie ich die Schnauze voll haben von diesem ewigen Konkurrenz-Kampf und dem Ich-bin-besser-und-toller-als-du-Gerede. Oder warum, glauben Sie, werden so viele Menschen Yogalehrer, die wie ich Was-mit-Medien arbeiten, hm? Abgesehen davon habe ich dort auch die Chance, offen über Dinge zu reden, die mir im Alltag nicht über die Lippen kommen, weil mich mein Gegenüber ansonsten sofort in die Schublade Eso-Tante oder Sekten-Spinnerin stecken würde. Was ich definitiv nicht bin. Ganz im Gegenteil: Ich bin ein extrem klarer und rationaler Mensch. Aber ich mache mir eben auch über die Dinge Gedanken, die naturwissenschaftlich nicht zu greifen sind. Das heißt jedoch nicht, dass ich mein Essen drei Mal von rechts nach links drehe und einen sinnigen Spruch aufsage, bevor ich anfange, mich darüber herzumachen, sondern lediglich, dass ich mich frage, warum wir eigentlich hier auf der Erde sind. Und das haben die Menschen ja von jeher getan, also kann das nicht so falsch sein.

39. GRUND

Weil wir lernen, uns in eine Gruppe einzugliedern, ohne uns selbst aufzugeben

Vielleicht haben Sie es bereits bemerkt: Ich habe eine große Klappe. Und hatte sie auch schon immer. Sehr zum Leidwesen meiner Freunde, Lehrer und Eltern, die sich damit wieder und wieder auseinandersetzen mussten und müssen, und die in Diskussionen nur selten das letzte Wort oder recht haben dürfen.

Eine zweite Seite meines nervigen Ichs ist der Hang zum Neinsagen. Weshalb meine Mutter auch immer wieder gerne erzählt, dass mein erstes Wort nicht etwa »Mama«, »Papa«, »Mapa« oder was auch immer war, sondern der Satz: »Ich sage nein!« Was ich auch gefühlt dreißig Jahre meines Lebens getan habe. Nein sagen. Und zwar auf jede Frage, die man mir stellte.

Ich wette, mein Mann hat in der Nacht vor unserer Hochzeit kein Auge zugetan, aus Angst davor, dass ich es mir in der letzten Sekunde noch anders überlegen könnte. Allein schon aus Prinzip. Ja selbst mein Vater, der sich eigentlich immer in alles eingemischt hat, gab während der Planung unserer Hochzeit keinen Mucks von sich, weil er befürchtete, jeder noch so kleine Anlass könnte Widerstand in mir wecken.

Ich weiß nicht warum, aber irgendwie bin ich immer gegen das, was alle anderen gut finden. Weshalb ich als Teenager ärgerlicherweise auch nicht mit zum Nirvana-Konzert gefahren bin. Ich könnte mir noch heute dafür in den A… beißen.

Denn auch wenn es sicher nicht gut ist, immer gleich zu allem Ja und Amen zu sagen, so ist es ebenso wenig produktiv, die Vorschläge anderer kategorisch abzulehnen. Doch mir fällt es einfach verdammt schwer, mein Leben und dessen Planung in die Hände anderer zu legen. Was im Gegenzug auch heißt, dass ich alles, was mein Leben betrifft, selbst organisieren muss, weshalb ich nur selten in den Genuss des Nichtstuns komme. Obwohl ich eigentlich sehr gerne faul bin.

Erst durch das Yoga habe ich gemerkt, wie erholsam es sein kann, sich für eine Weile in die Hände eines anderen zu begeben und einfach, ohne darüber nachzudenken, das zu tun, was er sagt. Auch wenn wir im ersten Moment glauben, dass es keine gute Idee sei, ruhig in Savasana zu liegen, uns auf den Kopf zu stellen oder auch nur für einige Sekunden lang den Atem anzuhalten.

Sicher, man kann eine Yogastunde nicht mit einer Arbeitskonferenz, der Planung des nächsten Jahresurlaubs oder Diskussion über den Namen des Kindes vergleichen. Aber ich habe durch das Yoga gelernt, dass die Eingliederung in eine Gruppe mit einem klaren Anführer, der entscheidet, was getan wird, weder die Aufgabe meiner Individualität bedeutet, noch unbedingt schlecht für mich ist. Denn manchmal wissen tatsächlich die anderen Menschen besser als man selbst, was gut für einen ist.

Abgesehen davon tut es einfach wahnsinnig wohl, sich mal für 95 Minuten nicht entscheiden zu müssen und einfach nur das zu tun, was der Lehrer vorne ansagt, und dabei möglichst tief ein- und auszuatmen. Dafür bedarf es natürlich sehr viel Vertrauens, denn einem Menschen, den man als unsympathisch empfindet, ist man in einer Yogastunde ebenso wenig bereit zu folgen wie im alltäglichen Leben. Weshalb viele Schüler auch immer wieder zu dem gleichen Lehrer gehen. Was, wenn man spontan für eine Kollegin einspringt, alles andere als angenehm ist, da die Schüler, sobald sie sehen, dass nicht der gewohnte Lehrer die Stunde hält, gerne ein Gesicht wie zehn Tage Regenwetter ziehen.

Für mich ist die Stimme bei der Wahl des Lehrers immer der entscheidende Faktor. Denn ich kann mich nur schwerlich entspannen, wenn jemand mit nerviger, piepsiger oder zu hoher Stimme seine Ansagen macht. Wahrscheinlich auch, weil ich während der Stunde immer wieder gerne die Augen schließe, mich absolut auf den Fluss der Praxis einlasse und nur noch ein- und ausatme.

40. GRUND

Weil wir Teil einer Community werden

Ja, ich bin kein Gruppen-Typ. Und war es noch nie. Bereits als Teenager habe ich mich geweigert, mich als Teil einer Clique zu verstehen. Gemeinsame Urlaube, Wellnesstrips oder noch schlimmer Baugemeinschaften: ein Albtraum für mich. Ebenso wie Sportvereine, Redaktionsverbunde oder Bürogemeinschaften, in denen man bereits morgens Small Talk am Kaffee-Automaten hält.

Mein Mann sagt immer, ich sei komplett sozial gestört, was die Arbeit oder das Leben im Gruppenverbund außerhalb meiner Familie angeht. Ich persönlich bevorzuge den Begriff »selbstständige Persönlichkeit mit eigenen Vorstellungen«.

Abgesehen davon habe ich ein großes Autoritäten-Problem. Sprich: Ich konnte schon nicht auf meine Klassenlehrerin hören und kann es jetzt noch weniger auf irgendeinen Chef. Weshalb die Selbstständigkeit für mich und meine Mitmenschen auch die einzig mögliche Arbeitsform ist. In jedem Fall waren meine Freunde und mein Mann deshalb alle mehr als überrascht, dass ausgerechnet ich eine Yogalehrerausbildung machen wollte.

»Das ist doch noch schlimmer als jeder Sportverein«, sagte mein Mann skeptisch, als ich ihm von der Idee erzählte.

»Da fliegst du doch innerhalb kürzester Zeit wegen renitenten Verhaltens raus«, war mein bester Freund überzeugt.

Doch ich hielt an meinem Entschluss fest. Und, oh Wunder, bestand die Prüfung sogar ohne größere Zwischenfälle.

Warum? Weil ich es tatsächlich für diese kurze Zeit genossen habe, Teil einer Gemeinschaft zu sein, die ähnliche Werte und Vorstellungen vom Leben hat. Und auch wenn ich es wahrscheinlich keinen Tag länger in diesem engen Verbund ausgehalten hätte, so genieße ich es jetzt doch immer wieder, in dieses Universum und die Community einzutauchen, zu der man dazugehören kann, ohne sich von den anderen in seiner eigenen Persönlichkeit eingeengt zu fühlen. Und die sich, auch wenn sie einander vielleicht nur vom Sehen oder Hören kennen, gerne gegenseitig helfen.

So startete ich, als ich begann, ehrenamtlich in einem Erstauffanglager Yoga zu unterrichten, einen Aufruf in der Yoga-Community, in dem ich darum bat, mir Matten, Klötze oder ähnlichen Yoga-Stuff für mein Projekt zu spenden. Und siehe da, innerhalb kürzester Zeit meldeten sich zahlreiche unbekannte Yogis und schickten mir Sachen oder besorgten gar aus eigener Tasche Matten. Einfach, weil sie wie ich den Glauben an eine bessere Welt noch nicht aufgegeben haben und bereit sind, dafür etwas zu investieren. Womit wir auch schon bei Grund 41 dieses Buches angekommen wären.

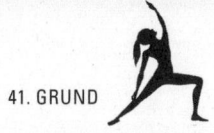

Weil wir uns wieder mit der Gesellschaft verbinden

Wie sagte doch der französische Sonnenkönig Ludwig XIV. angeblich so schön? »L'État, c'est moi!« – eine Einstellung, die sich viele Menschen als Lebensmotto auf die Stirn tätowieren lassen könnten.

Menschen müssen sterben, weil die Textilfabrik die Feuerschutzmaßnahmen außer Acht lässt? Ist mir doch egal, Hauptsache, mein Lieblingsshirt kostet nur 4,99 Euro. Und warum müssen diese Flüchtlinge eigentlich ausgerechnet dann nach Europa fliehen, wenn ich meinen wohlverdienten Jahresurlaub auf Sizilien mache? Können die sich nicht einen anderen Zeitpunkt aussuchen? Und warum soll ich eigentlich auf das billige Fleisch aus dem Supermarkt verzichten? Ist doch egal, ob die Kühe auf der Weide oder im dunklen Stall stehen. Hauptsache ich muss nicht so viel Geld für mein tägliches Schnitzel hinlegen.

Das mag im ersten Moment zynisch klingen, aber Hand aufs Herz: Wie oft denken Sie darüber nach, wie der Kaffee produziert wurde, den Sie gerade eben im Supermarkt gekauft haben, und wie es dem Huhn erging, von dessen Ei Sie sich heute Morgen ein köstliches Omelette gemacht haben? Um nur zwei Beispiele zu nennen.

Auch ich bin in dieser Beziehung kein Engel und stelle viel zu häufig meine eigenen Interessen über die globalen. Was wirklich traurig ist, denn wir alle wissen schon längst, dass die Ressourcen unserer Erde nicht ewig halten und spätestens unsere Kinder deshalb echte Probleme bekommen werden.

Im zwischenmenschlichen Bereich sind wir ebenfalls nur selten dazu bereit, Verantwortung für unsere Worte und Taten zu übernehmen. Und das, obwohl wir uns im Grunde unseres Herzens alle nach dem Ende dieser kalten Ego-Gesellschaft sehnen.

Im Karma Yoga, das eine sehr weit verbreitete Yoga-Art ist, geht man davon aus, dass jede Tat eine spezifische Wirkung hat. Sprich, wenn eine alte Frau im Bus nach einem Platz sucht, fällt diese Frau beim nächsten Stopp nicht nur um, sondern unser Fehlverhalten wird ebenfalls Konsequenzen für unsere Zukunft nach sich ziehen. Etwa dass uns im Umkehrschluss, wenn wir selbst alt und klapprig sind, auch niemand seinen Bus-Sitz anbieten wird, weil diese Geste der Höflichkeit von uns selbst abgeschafft worden ist. Keine besonders schöne Aussicht, meinen Sie nicht? Doch wenn wir indes für unser Handeln gemäß dem Yoga wieder Verantwortung übernehmen, dann finden wir im Alter nicht nur einen Sitz im Bus, sondern können uns auch wieder mit unseren Mitmenschen und damit mit unserer Gesellschaft verbinden. Und vielleicht ein wenig leichter und weniger einsam durchs Leben gehen.

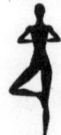

42. GRUND

Weil wir schnell neue Freundschaften schließen

Je älter man ist, umso schwieriger ist es, neue Freunde zu finden, weil alle so sehr mit ihrem eigenen Leben beschäftigt sind: schlafen, essen, arbeiten gehen – so sieht für viele von uns der Alltag aus. Und selbst wenn wir per Zufall einen coolen neuen Kollegen treffen oder über die Kinder ein nettes Elternpaar kennenlernen, ist es als Erwachsener mehr als schwierig, sich neben Job und Familie auch noch einen neuen Freundeskreis aufzubauen. Ganz anders ist das, wenn Sie in der neuen Heimat als Anlaufpunkt eine Zweigstelle Ihres alten Yogastudios haben, wo Sie nicht nur sicher sein können, dass Sie Menschen finden, die eine ähnliche Einstellung und Interessen haben wie Sie. Nein, Sie werden allein schon durch die Yogastunden und den schnellen Kaffee danach flugs neue Menschen kennenlernen.

Als Yogalehrer hat man es in diesem Punkt natürlich besonders einfach. Dank der Kollegen und Schüler ist man dabei manchmal schneller mit der halben Stadt bekannt, als einem lieb ist.

Mein Mann ist der felsenfesten Überzeugung, dass ich mittlerweile alle Mütter aus Berlin-Mitte kenne, da ich nun bereits seit über drei Jahren Pre- und Postnatal-Yoga unterrichte. Und wenn ich nachmittags durch die Straßen schlendere, kommt es nicht selten vor, dass mir eine Neu-Mutti ihr Baby stolz unter die Nase hält.

Das war's dann wohl mit der Anonymität, könnte man meinen. Aber keineswegs. Denn ich muss nur einen Bezirk weiterfahren und schon kennt mich kein Mensch.

Doch in meinen Kiezen, Prenzlauer Berg und Mitte, kann es mir wirklich passieren, dass ich für einen Weg von zehn Minuten eine Stunde brauche, weil ich Schüler, Muttis und Kollegen treffe.

Warum ich das so sehr liebe? Weil ich mich dadurch in der Stadt und vor allem in meinen Bezirken noch mehr zu Hause und geborgen fühle. Und ich, wenn ich mal wieder meinen Geldbeutel vergessen habe, in dem kleinen Gemüseladen anschreiben lassen kann. So wie das alle in einem Dorf machen. Denn nichts anderes ist Berlin: eine Ansammlung von kleinen Dörfern, die alle zusammen eine ganz wunderbare Stadt ausmachen.

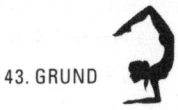

43. GRUND

Weil wir mit fast jedem ein Gesprächsthema haben

Okay, ich gebe es gerne zu: Reden ist neben dem Yoga meine zweite Leidenschaft. Meine Mann und meine Freunde können ein Lied davon singen. Denn während andere morgens um sechs Uhr noch still ihren Kaffee trinken und vielleicht gerade mal das Wort »Zucker« oder »Milch« über die Lippen bringen, habe ich bereits die halbe Weltgeschichte erzählt. Eine Eigenschaft, die mich bei manchen Menschen nicht besonders beliebt gemacht und dazu geführt hat, dass mein Mann morgens immer zehn Minuten vor mir aufsteht, um zumindest kurz die Stille im Haus genießen zu können. Dementsprechend fällt es mir auch nicht sonderlich schwer, mit anderen ins Gespräch zu kommen. Aber Reden ist ja nicht gleich Reden. Gefühlt 99 Prozent unser Gespräche sind Small Talk. Was an sich auch okay, aber auf Dauer eben alles andere als befriedigend ist.

Wenn Sie hingegen anfangen, mit jemandem über Yoga zu sprechen, kann aus einem oberflächlichen Gespräch schnell eine interessante Diskussion entstehen, in der Sie einiges über den anderen erfahren. Denn Yoga, wie Sie jetzt ja dank dieses Buches wissen, ist nicht etwa eine Sportart, bei der es darum geht, sich mit Gleichgesinnten über das sinnvollste Equipment, den besten Trainer oder neusten Trick auszutauschen. Yoga ist eine Lebenseinstellung. Und wenn man von seiner Art zu leben erzählt, wird das Gespräch schnell intensiv: Glaubt man wirklich an die spirituelle Kraft von Mantren oder singt man einfach nur gerne? Und diese Chakren-Sache, die nimmt man doch nicht wirklich für bare Münze? Überhaupt, was soll denn der ganze Quatsch mit der Schlange, das kann man als moderne, emanzipierte Frau doch nicht ernst meinen. Nur um ein paar Sätze zu zitieren, die ich oft zu hören bekomme und auf die ich immer wieder gerne Antwort gebe, auch wenn ich mich dadurch sehr leicht angreifbar mache. Doch who cares! Wenn man nicht nur oberflächlichen Quatsch mit seinem Gegenüber sprechen will, dann muss man eben auch etwas von sich preisgeben. Womit wir schon beim nächsten Grund wären.

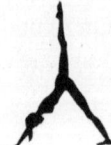

44. GRUND

Weil wir intensivere Gespräche führen

Ich habe nichts gegen Small Talk, immerhin bin ich eine halbe Rheinländerin. Aber ich habe etwas dagegen, mich mit Freunden ebenso oberflächlich zu unterhalten wie mit Menschen, die ich gerade mal eben über ein Kölsch am Tresen kennengelernt habe.

Klar freue ich mich, wenn mich der Kiosk-Mann am Morgen mit »Liebelein« begrüßt. Oder wenn der Taxifahrer mit mir über die neusten Karnevalshits diskutiert, anstatt über die schlechte Bezahlung zu meckern. Doch mit Freunden, und da sind Sie sicher meiner Meinung, sollten die Gespräche doch etwas tiefer gehen. Das ist bei vielen jedoch nicht möglich, weil sie viel zu viel Angst davor haben, verletzt zu werden. Und weil sie es schlicht und ergreifend nicht mehr gewohnt sind.

Moment, höre ich Sie da hinten in der letzten Reihe schon lauthals protestieren, ich habe erst gestern mit meiner besten Freundin bei einer Flasche Wein über alle intimen, wirklich *alle* intimen Details meiner letzten Affäre gesprochen? Okay. Aber wann haben Sie das letzte Mal mit einem Freund darüber gesprochen, was er glaubt, woher wir kommen, und noch viel wichtiger, wohin wir gehen?

Ach ne, damit will ich mich doch gar nicht beschäftigen, sagen Sie? Ganz genau, und da wären wir auch schon bei dem entscheidenden Problem: dass wir den Tod aus Angst vor unserer Endlichkeit aus unserer Gesellschaft so gut wie verbannt haben.

Doch ich muss Sie enttäuschen: Ja, auch Sie werden sterben. Sorry. Ebenso wie ich, meine Katze und Jopie Heesters, von dem jeder dachte, dass er unsterblich ist.

Meine größte Angst ist es, dass ich erst im Sterben erkenne, was ich eigentlich gerne mit meinem Leben angefangen hätte. Was dann nicht mehr zu ändern und unwiederbringlich verloren ist. Ebenso wenig wie die Gespräche, die ich mit meinen Freunden, Eltern und meinem Mann so gerne geführt hätte. Also, machen Sie es wie ich, verschieben Sie es nicht auf später, tun Sie es jetzt!

Weil Yoga allen offensteht

Meinen Mann haben Sie ja schon kennengelernt. Aber was soll ich sagen, er ist immer wieder eine Quelle der Inspiration. Und auch ein gutes Beispiel für die Vorurteile, die viele gegenüber Yogis pflegen, wie zum Beispiel das, dass alle Yogis gertenschlank, perfekt durchtrainiert und überhaupt wie ein Model aussehen. Ein Irrglaube, der durch die ganzen Yoga-Workouts, die in diversen Frauenzeitschriften abgedruckt werden, nur noch verstärkt wird. Dabei gibt es genügend Yogalehrer, deren Bäuche es mit dem meines Katers aufnehmen können, und der ist alles andere als durchtrainiert, sondern dank Sahne- und Käsekuchen stattlich, um es charmant zu formulieren.

Auch B.K.S. Iyengar, weltbekannter Yogi und Begründer der nach ihm benannten Hatha-Yoga-Form Iyengar Yoga, hatte alles andere als ein Sixpack. Das sah man sehr deutlich in seinem bekanntesten Buch »Licht auf Yoga«, in dem er in zahlreichen Asanas mit kleinem Bäuchlein zu sehen war. Wodurch man ihn gleich noch mehr in sein Herz schloss.

»Trotzdem«, würde mein Mann jetzt sagen, »Yoga ist eben so n' Frauending.«

Doch auch das ist völliger Mist. Im Gegenteil: Früher war Yoga eine reine Männerdomäne und B.K.S. Iyengar galt als der erste Lehrer, der auch Frauen im Yoga unterrichtete. Und nur weil hier in Westeuropa zum Großteil Frauen Yoga praktizieren, heißt das noch lange nicht, dass nicht auch Männer wieder damit beginnen können. Und es sogar schon zahlreich tun.

Für die ganz großen Skeptiker gibt es mittlerweile sogar speziell für Männer konzipierte Yoga-Kurse, die ganz bewusst auf Räucherstäbchen, Gesang und Ähnliches verzichten, um die männliche Anti-Esoterik-Fraktion nicht abzuschrecken.

Vielleicht sollte ich meinem Mann zu Weihnachten einfach einen Gutschein dafür schenken? Ich wette, er würde sich fast genauso darüber freuen wie meine Mutter über den Schnellkochtopf, den sie an einem Weihnachtsabend unter dem Baum fand. Wenigstens kann er mir den Gutschein ohne Gefahr an den Kopf werfen.

Ein anderer, sehr weit verbreiteter Irrglaube ist, dass nur junge und fitte Menschen Yoga machen können. Kompletter Blödsinn. Natürlich sollte man sich mit siebzig Jahren nicht von heute auf morgen an einem Kopfstand probieren. Aber es gibt genügend Übungen, die auch ungeübte oder ältere Menschen ohne Probleme praktizieren können. Dafür bedarf es nur eines erfahrenen Lehrers, der weiß, welche Variationen sich für die jeweilige Person eignen.

46. GRUND

Weil wir es gemeinsam mit unseren Kindern machen können

Als Kind habe ich Playmobil geliebt. Ganz besonders meine Raumstation, mit der ich auf allen bekannten und unbekannten Planeten unseres Universums gelandet bin. Klar, dass auch meine kleine Tochter auf das Spielzeug steht. Aber heißt das im Umkehrschluss, dass ich mit ihr Reiterhof, Schule oder gar Einkaufen spielen will? Nein, heißt es nicht. Denn mehr als »Hallo, drei Eier bitte« will mir beim Shoppen in dem liebevoll ausgestatteten Miniaturladen meiner Tochter einfach nicht einfallen.

Dafür mache ich Yoga mit ihr. Und nicht etwa, damit sie mit zehn Jahren als Akrobatin zum Circus Roncalli gehen kann, sondern weil wir wirklich Spaß dabei haben, diverse Übungen miteinander auszuprobieren. Auch wenn es für mich in manchen Momenten mehr als deprimierend ist. Denn wer, glauben Sie wohl, hat von uns beiden als Erste einen Handstand hinbekommen? Ganz genau, nicht ich. Für die Kinder aber auch mal ein schönes Gefühl: etwas besser zu können als Mama und der Rest der Erwachsenenwelt.

Aber natürlich sollten wir mit den Kindern nicht nur deshalb Yoga praktizieren. Nein, Yoga ist auch deshalb so gut für Kinder, weil sie dadurch die ganzen Blockaden und Beschwerden, mit denen wir uns tagtäglich herumschlagen, erst gar nicht bekommen. Und für noch etwas ist das Yoga bei Kindern verdammt gut: das Selbstbewusstsein. Denn wer sich mit sechs Jahren traut, einen Kopfstand auszuprobieren, der traut sich auch sonst etwas.

Und wenn Sie ganz besonders lieb zu Ihrem Nachwuchs sind, dann können Sie ihn ja vielleicht sogar dazu bringen, Sie nach der Yogapraxis zu massieren. Meine Tochter macht das mittlerweile wahnsinnig gut.

Mittlerweile haben natürlich auch viele Yogastudios dieses neue Klientel für sich entdeckt und so werden dort immer häufiger auch Kinderyogastunden angeboten. Idealerweise parallel zu den Erwachsenenstunden, weshalb man selbst als Alleinerziehende ohne Babysitter-Organisation zum Yoga gehen kann. Und wenn das Kind dabei bleibt, kann man eines Tages anstatt gemeinsam »Germany's Next Topmodel« zu sehen, zusammen eine Yogastunde besuchen und dadurch zwei Fliegen mit einer Klappe schlagen: das Kind vom stumpfen Glotzen abhalten und ihm gleich noch die richtigen Werte vermitteln.

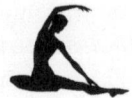

47. GRUND

Weil wir toleranter sind

Eigentlich habe ich mich immer als sehr tolerant eingeschätzt. Doch leider musste ich mir im Laufe meines Lebens immer häufiger eingestehen, dass ich in manchen Dingen extrem intolerant bin, wie zum Beispiel bei der Frage, ob Marius Müller-Westernhagen ein guter Sänger ist (Nein! Natürlich nicht!). Dementsprechend versuche ich auch gerne, alle anderen von meiner Einstellung zu überzeugen. Und zwar vehement. Wie anstrengend das sein kann, fiel mir eigentlich erst auf, als ich Mutter geworden bin. Denn wenn es eine intolerante menschliche Spezies gibt, dann sind es Mütter. Insbesondere im Mütter-Epizentrum Prenzlauer Berg, wo Sie schon schräg angeschaut werden, wenn Sie sich weigern, Ihr Kind zwei Jahre lang zu stillen. Oder gar einen Pullover aus Wolle mit Polyacryl-Anteil stricken.

Ich kann mich noch ganz genau an eine Situation im Kindergarten erinnern. Meine Tochter war aus irgendeinem Grund, der mir leider schon wieder entfallen ist, beleidigt. Kleine Kinder sind das ja ständig, man kann also nicht immer besonders intensiv darauf eingehen. Da ich aber verständlicherweise nicht darauf erpicht war, den ganzen sonnigen Nachmittag mit einem miesepetrigen Kind zu verbringen, tat ich das, was man als gute Mutter auf keinen Fall machen sollte: Ich versprach ihr ein Eis. Und zwar zwei Kugeln und Streusel obendrauf. Woraufhin sie sich endlich bereit erklärte, mitzukommen. Zum Glück. Eine andere Mutter beobachtete diese Szene, argwöhnisch. Natürlich. Aber das ist man in Prenzlauer Berg ja schon gewohnt. Doch das Schönste war die Reaktion ihres dreijährigen Sohnes, der mich völlig entsetzt anschaute und rief: »Aber da ist doch Zucker drin!«

Worauf ich nur völlig verdattert antworten konnte: »Äh ja … Sonst schmeckt's ja auch nicht.«

Zwei Wochen später habe ich den Jungen übrigens an einem Eisstand gesehen. Ohne seine Mutter. Und mit einem dicken fetten Eis in der Hand. Es scheint also, als habe auch er begriffen, dass man Mutti nicht immer alles sagen muss. Insbesondere, wenn es sich um so etwas Leckeres handelt.

Ganz besonders heikel wird es bei den Prenzlauer-Berg-Muttis jedoch, wenn es um das Thema Arbeit geht. Denn wo die einen es schon als Verletzung der Menschenrechte ansehen, wenn ein Kind unter drei Jahren in die Krippe geschickt wird, sind die anderen Mütter felsenfest davon überzeugt, dass alle Frauen, die nicht arbeiten, im Grunde ihres Herzens unglücklich sind. Und auch wenn ich tendenziell immer zur letzten Gruppe gehöre, so glaube ich, nein, bin ich felsenfest davon überzeugt, dass es für uns alle wesentlich leichter wäre, wenn wir die Lebenseinstellung des anderen tolerieren würden. Denn nur weil ich Depressionen bekommen würde, wenn ich drei Jahre lang zu Hause am Herd stünde, muss das doch nicht gleich heißen, dass es allen anderen Frauen ebenso geht.

Und ja, wir machen uns dadurch abhängig von unserem Mann. Aber wer sagt denn, dass die Frau im Fall der Fälle – Ehebruch, Scheidung, eben das ganz Programm – nicht ganz genau weiß, wie sie sich hilft? Und wer bin ich, dass ich es mir erlauben darf, über die anderen Frauen zu urteilen?

So geht die aus dem Kundalini Yoga stammende Heiltechnik Sat Nam Rasayan davon aus, dass wir, wenn wir Teile von uns selbst ablehnen und verdrängen, eine innere Intoleranz entwickeln, infolge der wir krank werden. Und wir demzufolge auch nur genesen, wenn wir uns wieder mit unserem Selbst im Einklang befinden und lernen, es zu tolerieren.

Kann man dieses System denn nicht auch auf unsere Gesellschaft anwenden? Durch das ständige gegenseitige Verurteilen und Richten sind wir überhaupt nicht mehr in der Lage, uns mit unserer Umgebung im Einklang zu fühlen, weil wir entweder zu Lager A oder zu Lager B gehören, uns aber nie als die Einheit Mensch verstehen. Dabei würden so viele Kräfte und Energien frei, wenn wir trotz verschiedener Lebensentwürfe, Religionen oder Nationalitäten friedlich nebeneinander leben würden, die wir für die wesentlichen Dinge wie die Ausrottung von Armut, Krankheit und Verfolgung verwenden könnten. Also los, worauf warten wir noch? Fangen wir endlich an, uns selbst und einander zu tolerieren!

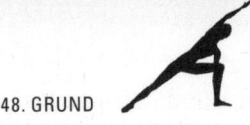

Und ja: weil wir die Sonnengrüße auch gemeinsam mit unserem Hund machen können

Nach so vielen ernsten Gedanken und Themen kommen wir end-
lich wieder zu einem lustigen Aspekt des Yoga: dem Doga! Ja, meine
Damen und Herren, Sie haben ganz richtig gehört: Doga – eine
Wortkreation, die sich aus den Wörtern »Dog« (klar, Hund) und
»Yoga« zusammensetzt und, jetzt halten Sie sich fest, eine abgewan-
delte Yoga-Form für Hunde ist.

Nein, ich nehme Sie nicht auf den Arm. Es gibt diese, tja, wie soll
man es nennen, Entspannungsmethode für den Vierbeiner wirklich. Eigentlich doch auch kein Wunder, wenn man bedenkt, dass
zwei der bekanntesten Yogaübungen herabschauender Hund (Adho
Mukha Svanasana)und aufschauender Hund (Urdhva Mukha Svanasana) heißen.

Warum das Ganze? Zum einen, damit Ihr Hund die gleiche Entspannung erfährt wie Sie selbst. Zum anderen, damit Sie endlich
etwas anderes mit ihm machen können, als spazieren zu gehen. Ist
doch eigentlich ganz schick.

Die ersten Doga-Kurse fanden in den USA statt, doch mittlerweile hat das Doga-Fieber weltweit um sich gegriffen, und mit Mahny
Djahanguiri, einer bekannten Londoner Yogalehrerin, gibt es inzwischen sogar so etwas wie eine Ikone der Doga-Lehrer/innen.
Und auch wenn in Deutschland noch nicht besonders viele Lehrer
auf die Yogakurse für Hunde spezialisiert sind, so wird sich dieser
Trend bestimmt auch hier ganz bald etablieren. Denn wer selbst
ein Tier zu Hause hat, der weiß, dass man alles dafür tut, damit es
dem Vierbeiner gut geht.

Grundsätzlich sind die Übungen recht ähnlich wie im gewöhnlichen Menschen-Yoga, mit dem Unterschied, dass der Hund den
Luxus eines Dauer-Assistenten genießt. Und zwar Sie! Oder glau-

ben Sie, dass Ihr Hund ganz von allein seine Pfötchen hochhebt und durch den Sonnengruß fließt? Nein, da müssen Sie schon mithelfen. Doch das ist ja auch gar nicht schlecht, denn so wird nicht nur Ihr Hund fit, sondern auch Sie.

Mein Kater ist jedoch leider kein besonders großer Ca(t)-Yo(ga)-Fan. Vielmehr schaute er mich an, als wäre ich verrückt, nachdem ich liebevoll seine beiden Pfoten genommen und gen Himmel gehoben hatte. Und biss mir danach ordentlich in beide Füße. Ich gehe also davon aus, dass es für ihn nicht sonderlich entspannend war. Was Sie aber natürlich nicht davon abhalten sollte, es selbst mit Ihrem Hund oder Ihrer Katze auszuprobieren. Ja, vielleicht wird der sonntägliche Yogakurs schon bald den obligatorischen Familienausflug ablösen, und anstatt zum Wandern, Klettern oder Schwimmen geht's mit Kind, Mann und Hund ins Yogastudio. Wo dann alle fröhlich, frisch und voller Energie in die Luft pupsen.

Kapitel 5

If You Want to Sing Out, Sing Out

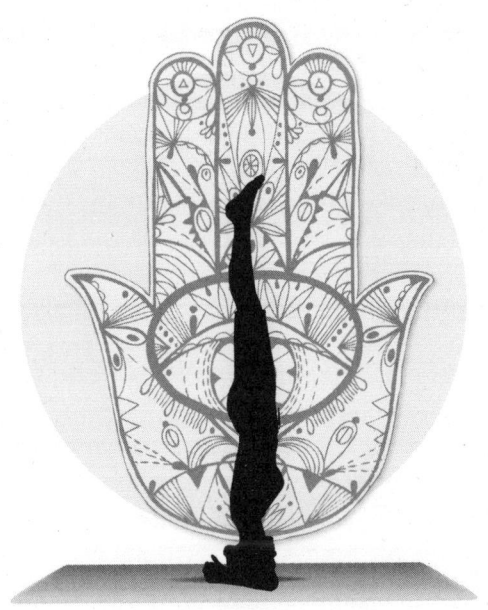

Komm sag es allen: Wir sind frei
Es gibt kein Müssen und kein Sollen
Wenn wir nicht wollen
Die Zeit der Heuchler ist vorbei
Und ihrer Barbarei
Denn wir sind frei

Blumfeld, »Wir sind frei«

Ja, ich weiß: schon wieder Cat Stevens. Aber das Lied »If You Want to Sing Out, Sing Out« mag ich vor allem deshalb besonders gerne, weil ich beim Hören immer an den großartigen Film »Harold and Maude« von 1971 denke.

Wie, den kennen Sie nicht? Dann müssen Sie sich den Film aber so schnell wie möglich anschauen. Denn wenn Sie sich die tragikomische Liebesgeschichte zwischen dem 18-jährigen Harold und der 79-jährigen Maud erst einmal angesehen haben, wissen Sie auch, warum gesellschaftliche Konventionen absoluter Blödsinn sind. Und warum Sie sich mit 53 durchaus einen 25 Jahre jüngeren Liebhaber nehmen können. Machen Männer im Übrigen schon, solange wir denken können.

Ich persönlich hatte es zum Glück noch nie mit Konventionen – was Ihnen meine Mutter gerne bestätigen wird. Denn sie ist nicht nur das ein oder andere Mal in die Schule zitiert worden. Nein, die Arme musste auch ein Jahr lang mit einer Tochter, die eine Bommelmütze auf den Kopf trug, durch die Gegend laufen. Selbst im Sommer.

Ja, Sie haben ganz richtig gehört. Eine Bommelmütze. Und zwar nicht irgendeine schicke Boshi-Mütze, wie sie alle Jungs und Mädels jetzt tragen, sondern eine ganz stinknormale, grün-rot-blau gestreifte Bommelmütze. Natürlich selbst gestrickt. Und ich wollte sie selbst beim Baden, Waschen oder bei dreißig Grad im Schatten nicht vom Kopf nehmen. Klingt verrückt.

Weshalb das Ganze? Weil ich unbedingt wie der Kasper sein wollte, aber beginnen wir doch der Einfachheit halber am Anfang der Geschichte.

Also, ich war schon immer ein schlechter Esser. Sehr zum Leidwesen meiner Mutter, die mich sogar regelmäßig zum Wiegen zum Arzt schleppte, damit sie sichergehen konnte, dass ich ja nicht an Untergewicht litt. Sogar zu McDonald's schleppte sie mich, damit ich endlich ein paar Gramm mehr auf die Rippen bekam. Dumm nur, dass mir das Essen dort nicht schmeckte.

In jedem Fall versuchte meine Mutter mit allen Mitteln, Essen in mich hineinzubekommen, und war sich auch nicht zu schade, dafür irgendwelche Geschichten zu erfinden. Weshalb es auch sein konnte, dass sie mir das Würstchen als geheimes Zaubermittel zur Bekämpfung von Löwen andrehte, nur damit ich es aß.

Wenn es mir gar nicht schmeckte, zeigte ich es meiner Mutter im Alter von zwei Jahren sehr deutlich, indem ich den Teller samt Essen an die gegenüberliegende weiße Wand schmiss. Mein Bruder indes bevorzugte es in diesem Alter, sich den Teller auf dem Kopf auszuleeren. Sie sehen, meine Mutter hatte es wirklich nicht leicht mit ihren beiden Kindern. Ich glaube, ich hätte uns beiden nur noch unter freiem Himmel in Ganzkörperanzügen das Essen serviert.

Wir saßen also mal wieder gemeinsam am Essenstisch, mein Bruder, mein Vater, meine Mutter und ich, mit einer völlig unberührten Portion Rotkohl vor mir. Da erzählte mir meine Mutter, dass der Kasper, dieser kleine freche Kerl aus dem Puppentheater, doch so wahnsinnig gern Rotkohl esse. Und den fand ich damals richtig gut. Doch trotzdem starrte ich noch immer wortlos auf meinen Teller.

»Sollen wir nicht Kasper spielen?«, fragte meine Mutter weiter.

Ein müdes Lächeln war meine Antwort.

»Mit Mütze und Rotkohl essen?«, meinte sie.

Mein Bruder grinste. Als ob ich darauf hereinfallen würde. Er kannte mich eben gut. Doch hatte er in diesem Fall meine Vorliebe für den Kasper unterschätzt.

Und so brauchte ich nur ganz sanft zu nicken und schon hatte mir meine Mutter den Löffel in die Hand gedrückt und eine Mütze auf den Kopf gesetzt. Wo sie dann auch blieb. Für zwölf Monate. Bei Tag und bei Nacht. Selbst als wir in den Sommerurlaub auf Bornholm fuhren. Und auch noch bei unserer Rückkehr.

Meine Oma, die uns wie jedes Jahr begleitete, wurde nicht müde, jedem zu erzählen, dass ich keine Läuse hätte und auch ansonsten ganz normal im Kopf wäre.

Es gibt so einen sehr schönen Super-8-Film von meinem Opa, der mich mit meinem Bruder und meiner Mama Fisch essend am Tisch zeigt, und in dem man sieht, was geschah, wenn es jemand wagte – in diesem Fall mein Bruder –, mir die Mütze vom Kopf zu ziehen. Lautes Geschreie. Das kann man selbst ohne Ton hören. Weshalb meine Mutter mir auch innerhalb von Sekunden die Mütze wieder auf den Kopf setzte.

Irgendwann konnte mein Vater es nicht mehr mitansehen, nahm mir die Mütze weg und warf sie in den Müll. Angeblich schrie ich 24 Stunden lang, was ich für maßlos übertrieben halte. Doch wer weiß, selbst mein Bruder, der meine Mutter ansonsten gerne korrigiert, wenn sie mit Anekdoten aus unserer Kindheit ankommt, hat ihr in diesem Punkt bis heute nicht widersprochen.

Und auch wenn ich mittlerweile im Sommer nicht mehr mit einer Mütze auf dem Kopf zum Strand gehe, so kann ich Regeln, die keinen Sinn ergeben, nach wie vor nicht leiden. Wie zum Beispiel, dass man ohne E-Mail-Adresse kein Mensch ist oder dass eine Frau, die sowieso schon größer als ihr Mann ist, doch nicht noch High Heels tragen kann. Warum? Weil sie dann noch größer als er ist? So what! Wen kümmert's schon.

Ganz genau: uns. Und genau da liegt das Problem. Aber wie gut, dass es das Yoga gibt. Denn auch für dieses Problem hat es natürlich eine Lösung parat, wie Sie gleich in dem nächsten Abschnitt erfahren werden.

49. GRUND

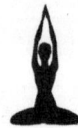

Weil wir auf unsinnige Konventionen keine Rücksicht mehr nehmen müssen

Das kann ich auch ohne Yoga tun, wollen Sie mir jetzt sicher entgegnen. Aber ist es Ihnen wirklich so egal, was andere über Sie denken? Wirklich komplett wurscht? Schauen Sie nicht betreten zu Boden, wenn der Postbote am Samstagmorgen um zehn Uhr klingelt, um ein Paket für den Nachbarn abzugeben, und Sie immer noch im Schlafanzug herumrennen? Und mal ganz ehrlich, wenn Ihr dreijähriges Kind sich im Restaurant vor dem versammelten Freundeskreis in die Hose pieselt, ist Ihnen das nicht ein klein wenig unangenehm? Bestimmt. Es ist ja auch nicht gerade schön.

Wenn Sie indes schon länger Yoga praktizieren, werden Sie kaum noch Gedanken an solche Fauxpas verschwenden. Weil Sie wieder lernen, Geist und Energie auf die wirklich wichtigen Dinge im Leben zu konzentrieren. Wozu das korrekte Einhalten von irgendwelchen, der Zwischenmenschlichkeit nicht zwingend dienlichen Konventionen sicher nicht gehört. Denn was schert es bitte schön die anderen, in welchem Zustand und in welcher Kleidung Sie Ihre Päckchen annehmen? Wichtig ist doch nur, dass Sie so hilfsbereit sind. Denn dadurch muss Ihr/e Nachbar/in einmal weniger an der Schlange in der Post anstehen.

Und sollte die liebe Frau Nachbarin doch etwas zu Ihrem Aufzug sagen, ärgern Sie sich nicht. Schenken Sie ihr ein Lächeln dafür. Denn ich garantiere Ihnen: Wenn sie sich über solche Lappalien aufregt, dann hat sie ganz andere Probleme. Und zwar nicht mit Ihnen, sondern mit sich selbst. So ist es doch meistens bei unzufriedenen Menschen: Sie versuchen, sich durch das Aufregen über andere von ihrer eigenen Unzufriedenheit abzulenken.

Während meiner Yogalehrerausbildung stellte unsere Lehrerin uns eines Tages die Aufgabe, in einigen Stichworten die Eigenschaften aufzuschreiben, von denen wir möchten, dass die Menschen sie nach unserem Tod mit uns verbinden. Und natürlich stand bei mir nicht, dass ich immer so schick angezogen war, wenn der Postbote kam, sondern solche Sachen wie »mitfühlend«, »hilfsbereit« oder »herzlich«. Auch dass ich immer ein fleißiges Mädchen war, stand nicht auf meinem Zettel oder auf dem der anderen. Denn selbst wenn Arbeit in unserer Gesellschaft immer als das Nonplusultra gesehen wird, was glauben Sie, wie viele Menschen, mit denen Sie zusammengearbeitet haben, sich nach einem Jahr noch an Sie erinnern werden? Wohingegen Ihre Freunde und Verwandten Sie sicher ihr ganzes Leben lang in Gedanken behalten werden.

In ihrem Buch »5 Dinge, die Sterbende am meisten bereuen« hat die Krankenschwester Bronnie Ware genau das festgehalten. Und was glauben Sie, was da an erster Stelle stand? Dass sie nicht den Mut hatten, ihr eigenes Leben zu leben, und sich zu viel nach der Meinung anderer gerichtet haben. Platz zwei sicherte sich die Einsicht, dass sie – oh Wunder – zu viel gearbeitet haben.

Also, lassen Sie Ihre dreckigen Fenster dreckig sein, das Unkraut im Garten fröhlich sprießen und kümmern Sie sich um die wichtigen Dinge in Ihrem Leben. Treffen Sie Ihre Freunde. Machen Sie endlich die Reise, die Sie schon immer machen wollten und für die Sie angeblich nie Zeit hatten. Es gibt immer einen dreckigen Teller, irgendwelche Wäsche oder sonstige Arbeiten, die auf Sie warten werden. Womit wir auch schon zum nächsten Punkt kommen, warum Yoga einfach nur großartig ist.

50. GRUND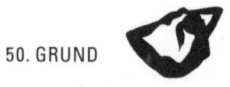

Weil wir mehr Zeit zum Leben haben

Ha, denken Sie jetzt sicher. Jetzt habe ich sie aber ertappt. Denn wenn wir viel Zeit im Yogastudio verbringen, haben wir, na klar, weniger Zeit, um uns anderen Dingen zu widmen.

Ja, im ersten Moment mag das so erscheinen. Aber ich garantiere Ihnen, dem ist nicht so. Weil wir durch das Yoga nicht nur neue Lebensenergie gewinnen – Stichwort Chakren –, sondern auch, weil wir nicht mehr so viel Zeit mit Grübeln verbringen.

»Grübeln?«, ich doch nicht, murmeln Sie jetzt vielleicht. »Wenn ich abends nach Hause komme, lege ich die Füße hoch und gut is'.«

Ich bitte Sie, das wollen Sie mir jetzt doch nicht wirklich erzählen. Ich wette, mindestens achtzig Prozent von Ihnen gehören auch zu den Menschen, die den halben Abend darüber nachdenken, was andere gesagt und getan und Sie schon wieder falsch gemacht haben, und sich damit Ihre freie Zeit, ja manchmal sogar das ganze Wochenende verleiden.

Doch wenn Sie, anstatt zu grübeln, ein wenig Yoga praktizieren, kommen Sie raus aus dem Gedankenkarussell und rein ins Fühlen. Und können den Rest des Wochenendes endlich voller Genuss mit einem guten Buch oder Freunden verbringen.

Gerade in stressigen Zeiten fällt es mir schwer, abends herunterzukommen, und selbst mein Standardprogramm – ein paar Seiten in einem Buch zu lesen – kann mir dabei nicht helfen. Also mache ich das, was ich auch meinen Yogaschülern immer wieder sage: einen Baum oder eine Atemübung. Das dauert nur fünf Minuten, doch es wirkt Wunder.

Für alle diejenigen unter Ihnen, die mit dem Yoga-Fachjargon noch nicht vertraut sind: Der Baum ist eine Übung, bei der Sie auf einem Bein stehen, während Sie das andere an der Innenseite des Standbeines abstellen, das Knie nach außen zeigen lassen und die Hände vor dem Herzen zusammenbringen.

Hört sich für einige von Ihnen sicher kinderleicht an, ist es aber keineswegs, wenn wir mit unseren Gedanken nicht bei unserem Gleichgewicht sind. Doch wenn wir uns, nachdem wir einige Male hin und her gewackelt haben, auf die Balance konzentrieren, sind wir, ohne es recht zu merken, ausgestiegen aus dem Gedankenkarussell und können endlich entspannt in unserem kuscheligen Bettchen einschlafen. Versuchen Sie es. Auch wenn Sie denken, dass es besser wäre, im Bett liegen zu bleiben, anstatt mitten in der Nacht Yoga zu praktizieren. Denn manchmal ist es der kleine Umweg, der uns im Endeffekt mehr Zeit, in diesem Fall zum Schlafen, bringt.

So denken wir häufig, dass wir keine Zeit fürs Yoga haben, weil noch Arbeiten, Einkaufen, Wäschewaschen oder was auch immer ansteht. Auch ich tappe immer wieder in diese Zeitfalle und denke, ich könne es mir zeitlich nicht erlauben, noch eine Stunde zum Yoga zu gehen. Und das, obwohl ich jedes Mal, wenn ich mich für das Yoga und gegen das Erledigen von Aufgaben entscheide, am Ende feststelle, dass mir die Arbeit jetzt wieder viel leichter von der Hand geht.

Wohingegen ich, wenn ich zu Hause bleibe, oft rein gar nichts mehr schaffe und stundenlang sinnlos auf den Computer starre und mich am Ende des Tages dann wahnsinnig ärgere, weil ich weder gearbeitet habe, noch zum Yoga gegangen bin.

Sie sehen, Yoga ist also keineswegs ein weiterer Zeiträuber, sondern ein Energie-Booster. Denn mit mehr Kraft brauchen wir auch wieder weniger Zeit für andere Dinge und fühlen uns zugleich noch besser in unserem Körper – die perfekte Kombination also für alle, die wie ich zur Grübel-Fraktion gehören.

51. GRUND

Weil wir das Glück in uns selbst finden

Schon wieder so eine Kalenderweisheit. Langsam sollte ich ein Notizbuch dafür anlegen. Aber keine Sorge, auch für diese These kann ich genug triftige Gründe liefern. Und überhaupt, haben Sie etwa ganz vergessen, was wir alles bisher über das Yoga erfahren haben? Dass dank der Asanas nicht nur unsere Chakren, die Energiezentren, wiedererweckt werden, sondern auch, dass sich jede Menge körperliche und geistige Blockaden lösen? Ganz abgesehen davon, dass wir uns dank der besseren Ernährung, die für uns als echte Yogis selbstverständlich ist, auch gleich noch tausend Mal fitter fühlen.

Das geschieht natürlich nicht von heute auf morgen. Aber irgendwann werden Sie es spüren, dieses warme Gefühl, das sich im ganzen Körper ausbreitet und sich so anfühlt, als würden wir einen

Regenbogen und eine Sternschnuppe auf einmal sehen. Auch bei mir hat es eine Weile gedauert, bis ich dieses Gefühl absoluter Zufriedenheit, von dem alle immer und immer wieder sprachen, erlebt habe. Um genau zu sein, ein Jahr. Und es kam, wie es sich gehört, in der Schlussentspannung, in Savasana, in der ich am Anfang immer wieder gegen meinen Impuls, aufzustehen, ankämpfen musste.

Weshalb?

Weil ich nicht loslassen konnte, weil ich alles gerne kontrolliere. Inklusive meinen Körper. Doch nicht an diesem Tag. Während dieser Stunde gelang es mir ganz von alleine, meinen Alltag, meine Gedanken, Ängste, Sorgen, Erledigungen loszulassen und einfach nur zu sein.

Vielleicht, weil es eine besonders anstrengende Stunde gewesen war und ich mich dementsprechend auch ziemlich verausgabt hatte. Vielleicht, weil ich endlich so viel Vertrauen in meinen Körper hatte, dass ich die Kontrolle über ihn abgeben konnte. In jedem Fall kam es mir in diesem Moment so vor, als ob mich die Phantompunkte vor meinen geschlossenen Augen immer tiefer und tiefer in die Weite des Universums zogen und alles, wirklich alles so gut war, wie es war.

Kitschig, ich weiß. Doch was soll ich machen? Genau so ist es geschehen. Und an manchen Tagen gelingt es mir dank des Yoga für einen kurzen Moment, dieses Gefühl zurückzuholen. Wobei ich bisweilen auch aufpassen muss, dass die Yogaübungen nicht zu einem schnöden Workout verkommen. Gerade bei denjenigen, die schon sehr lange und regelmäßig praktizieren, besteht die Gefahr, sich nicht mehr auf die eigentliche Aufgabe des Yoga zu konzentrieren, sondern vielmehr besonders fancy Yogapositionen einzunehmen.

Weshalb ich mir, wenn ich mal wieder am Handstand scheitere, auch immer wieder gut zurede, dass es ja nicht darum geht, perfekt auf zwei Händen zu stehen, sondern Körper und Geist in Einklang zu bringen, denn dadurch entsteht das besagte Glücksgefühl. In diesem Sinne: Namasté.

Weil wir uns entscheiden

Sushi, Pasta oder doch lieber zum Franzosen um die Ecke? Allein schon die Auswahl an Restaurants erscheint unendlich. Deshalb ist es auch kein Wunder, dass sich die Menschen bei der Vielzahl an Optionen heutzutage nur schwer entscheiden können. Inklusive mir.

Ja, selbst sich eine eigene Meinung zu bilden, wird immer schwieriger, da wir uns aufgrund der Vielzahl der Informationen, die das World Wide Web bereithält, kaum noch orientieren können. Von den ganzen nicht nachweisbaren Lügen, die dort verbreitet werden, einmal ganz abgesehen.

»Ich beneide euch nicht um eure Freiheit«, sagte meine Mutter nach dem Abitur zu mir, als es darum ging, sich für ein Studienfach zu entscheiden. Eine Aussage, die ich damals als kompletten Unsinn abgetan habe, die ich jedoch mittlerweile sehr gut nachvollziehen kann. Denn obwohl ich von Natur aus ein sehr entscheidungsfreudiger Mensch bin – ansonsten würde ich wahrscheinlich auch verrückt werden bei meiner Ungeduld –, wäre ich manchmal ganz froh, wenn ich mich nicht auch noch im Supermarkt zwischen fünf Sorten Zucker entscheiden müsste, sondern lediglich stumpf ins Regal greifen könnte und gut ist. Dabei hat ein Zuckerkauf ja immerhin im Normalfall keine größeren Konsequenzen für mich. Wohingegen andere Entscheidungen unser ganzes weiteres Leben beeinflussen können.

Soll ich ein Kind schon mit Mitte zwanzig bekommen oder doch lieber warten, bis ich Ende dreißig und mitten im Job bin? Doch was ist, wenn ich dann keine Kinder mehr bekommen kann oder gar keinen Partner habe? Soll ich also vorsichtshalber meine Eizellen einfrieren lassen? Oder ist das dann doch etwas übertrieben?

Sie können sich für solche Fragen eine noch so ellenlange Pro- und Kontra-Liste erstellen, Sie werden zu keiner befriedigenden

Antwort auf die Frage kommen. Weil im Grunde einzig und allein wir selbst mithilfe unserer Intention sagen können, welche Entscheidung die richtige für uns ist.

Doch oftmals trauen wir unserem Bauchgefühl nicht mehr und verlassen uns lieber auf Statistiken als auf unsere Intention. So lange, bis wir irgendwann gar nicht mehr hören, was unser Bauch uns sagen will. Oder zu der Für-immer-unentschieden-Fraktion wechseln.

Wie? Die kennen Sie nicht? Na, dann haben Sie aber bisher ganz schön Glück gehabt. Denn das ist jene Sorte Menschen, die sich immer und überall alle Optionen offenhält und nie bereit ist, sich festzulegen, weil es ja vielleicht, ganz eventuell noch besser kommen könnte. Weder bei der Partnerwahl noch beim Wohnort noch bei Verabredungen, die sie, wenn wir Glück haben, noch in der letzten Minute per SMS absagen. Dieser Typ Mensch hat, getrieben von der Vielzahl an Möglichkeiten, immer das Gefühl, auf der falschen Party zu sein, weshalb er 99 Prozent der Zeit bei Geburtstagfesten am Handy hängt oder nach einem kurzen Hallo auch schon wieder zum nächsten Event eilt, weil er ja die beste, coolste, abgefahrenste Location, Party, was auch immer, verpassen könnte. Leider schrammt er damit komplett an seinem Leben vorbei, weil er, anstatt da zu sein, sich auf nichts und niemand wirklich einlässt. Bis, ja bis er eines Tages merkt, dass alle längst ein Leben haben, mit Ausnahme von ihm oder ihr.

Sie fühlen sich selbst beschrieben? Dann sollten Sie erst recht zum Yoga gehen. Denn durch das Yoga können Sie Ihre Mitte und vor allem Ihre Intuition ganz leicht wiederfinden. Und zwar nicht nur, weil wir beim Yoga ganz bewusst unser Stirnchakra – den Energiepunkt für die Selbsterkenntnis und Intuition – stärken, sondern auch, weil wir durch den wachsenden Einklang von Geist und Körper immer mehr bei uns selbst ankommen. Ihr Handy sollten Sie dafür jedoch für eine Weile ausschalten, auch wenn es Ihnen schwerfällt.

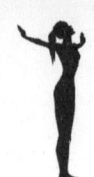

Weil wir unsere längst vergessenen
Träume wieder neu entdecken

Bevor ich mit dem Yoga anfing, hatte ich mich sehr stark an einer ganz bestimmten Vorstellung von einem perfekten Lebenslauf orientiert: schnell studieren, alsbald einen guten Job finden, und dann, wenn man sich etabliert hat, vielleicht Kinder bekommen. Doch dann hat mir mein Leben einen Strich durch die Rechnung gemacht. Zum Glück. Denn wenn ich mein heutiges Leben mit meinem früheren vergleiche, muss ich sagen: So zufrieden wie jetzt war ich damals nicht. Und das, obwohl bis zu meinem dreißigsten Geburtstag eigentlich alles ganz gut lief – zwei Studienabschlüsse, gute Praktika, ein erstes Jobangebot, alles genau so, wie ich und alle Ratgeber auf dem Markt es sich vorstellten. Nur leider war dieser Job ganz weit weg von meinen Freunden und meiner Familie. Doch vernünftig wie ich war, nahm ich ihn trotzdem an. Man kann es sich halt nicht immer aussuchen. Abgesehen davon hätte ich mir nichts Schlimmeres vorstellen können, als von einem Mann finanziell abhängig zu sein.

Doch bereits nach einem Monat war mir klar, dass ich so ein Leben nicht lange durchstehe. Und so entschied ich mich, als mein jetziger Mann ein Jobangebot in Berlin bekam, für die Liebe und gegen den Beruf.

Eine gute Entscheidung, auch wenn mir alle einreden wollten, dass es kompletter Wahnsinn sei, von einem halbwegs festen Job in die Arbeitslosigkeit nach Berlin zu gehen. Und als ich dann noch unerwartet schwanger wurde, sah ich alle Unkenrufe meiner Freunde bestätigt: Denn wie sollte ich jetzt, hier im Mekka der Freiberufler, neben dem Kampf um das berufliche Weiterkommen auch noch ein Kind großziehen? Panisch sah ich mich schon für immer in der Abhängigkeit meines Mannes leben, nach dem Motto:

»Meine Frau verdient sich etwas dazu.« Doch dann kam das Yoga und mit ihm nach einer Weile auch die Gelassenheit und die Gabe, mehr im Hier und Jetzt zu leben. Und so machten mir all die Szenarien, die vermeintlich kommen würden – ich hänge als frustrierte Hausfrau in unserer Wohnung ab, während mein Mann in der Welt herumkurvt und die Tochter ein Jahr in Australien verweilt –, nicht die Gegenwart kaputt oder die Freude an meinem Kind und dem Luxus, Zeit für die Kleine zu haben. Und siehe da: Kaum hatte ich von der krampfhaften Verfolgung meines Super-Lebensplans losgelassen, kamen mir die Dinge wieder in den Kopf, von denen ich einst geträumt hatte. Nicht etwa, bei einem coolen Fernsehsender zu arbeiten oder in einer Redaktion eine Geschichte nach der anderen rauszuhauen, um irgendwann den Henri-Nannen-Preis zu bekommen, sondern allein und in Ruhe, ohne den Druck und die Einmischung anderer, im eigenen Heim Bücher zu schreiben. Also genau das, was ich jetzt tue. Doch hätte ich nicht losgelassen, dann wäre ich nie dort, wo ich jetzt stehe, sondern wahrscheinlich noch immer in meinem unglücklichen Job.

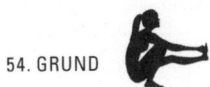

54. GRUND

Weil wir keine faulen Kompromisse mehr eingehen

Was soll ich sagen? Wenn Sie Ihre Intuition und Ihre Träume erst einmal wiederentdeckt haben, dann werden Sie diese auch nicht mehr so schnell hergeben. Und das ist auch ganz richtig so. Denn verschwenden wir nicht viel zu viel Zeit unseres Lebens damit, es den anderen recht zu machen? Allen, nur nicht uns selbst?

Doch jetzt ist Schluss damit! Ab heute tun wir nur noch, was wir für richtig halten. Natürlich ohne die anderen dabei brutal zur Seite zu drängen. Es reicht schon völlig aus, wenn wir uns von unseren Mitmenschen nicht mehr so reinreden lassen, sondern nur noch das tun, was wir anhand unseres Wertekatalogs und unseren Wünschen für richtig halten.

Doch gerade als Frau und insbesondere als frischgebackene Mutter neigt man dazu, die Ratschläge anderer über die eigene Intuition zu stellen. Was dann passieren kann, möchte ich Ihnen gerne anhand einer kleinen Anekdote aus meinem Leben veranschaulichen, über die Sie gerne lauthals lachen dürfen. Ich nehme es Ihnen nicht krumm. Nein, wenn ich daran denke, kann ich es fast selbst schon nicht mehr glauben, wie leicht ich als Neu-Mami zu beeinflussen war. Aber ich denke, so geht es vielen jungen Müttern, denn natürlich möchte man gerade bei seinem ersten Kind alles ganz richtig machen.

Also, wie die meisten Neu-Mamas ging auch ich mit meiner kleinen Tochter zum PEKiP. Dem berühmten Prager Eltern-Kind-Programm, wo die Kinder eigentlich nichts anderes machen, als nackt durch die Gegend zu robben, während die Mamas tratschen und den Kindern hinterherwischen. Ich glaube, im Grunde sind diese ganzen Veranstaltungen für Mamas plus Babys nur dafür da, um die Mütter vor der Vereinsamung und dem Wahnsinn zu bewahren, dem man sich nahe fühlt, wenn man drei Wochen hintereinander nur drei Stunden pro Nacht geschlafen hat. Mich wundert nicht, dass Schlafentzug von jeher als Foltermethode eingesetzt wird. Es gibt kaum etwas Schlimmeres. Und um nicht komplett am Rad zu drehen und aus Angst vor der nächsten Nacht gleich den nächsten Schweißausbruch zu bekommen, geht man eben in eine dieser Mutter-Kind-Gruppen, wie dem PEKiP, wo man zu seiner eigenen Beruhigung feststellt, dass die Augenringe der anderen Mütter nicht weniger groß sind.

So fand auch ich meinen Weg in diese Gruppe, die sich eigentlich aus wirklich netten Muttis zusammensetzte. Was drei besonders eifrige unter ihnen jedoch nicht daran hinderte, mich innerhalb von fünf Minuten mehrmals darauf hinzuweisen, dass mein Kind ja ganz schön viel Schorf auf dem Kopf habe. Das hatte ich, oh

Wunder, natürlich auch schon gesehen. Aber da ich sowieso das schönste Kind der ganzen Welt hatte, war es mir schlicht und ergreifend komplett wurscht. Doch diese Mütter, die ich ja von da an wöchentlich zu sehen bekam, hatten nichts Besseres zu tun, als mich jede Woche mit den neusten Anti-Schorf-Tipps zu bombardieren. Woraufhin mein armes kleines Mädchen zwei Monate lang mit einer weißen Penaten-Creme-Haube herumlaufen musste, nachdem ich entgegen meinem inneren Bauchgefühl den Rat einer Mutter befolgt und den Kopf meines Kindes einen Zentimeter dick mit Penaten-Creme eingeschmiert hatte. Vielen Dank auch, hätte ich es bloß so gelassen, wie es war. Aber es fällt uns manchmal nicht leicht, uns nicht von den anderen beeinflussen zu lassen, ganz besonders, wenn es um unser eigenes Kind geht.

Aber Sie sehen, schlussendlich ist die eigene Intuition immer die beste. Die Yogis wissen schon, warum Sie darauf vertrauen. Und auch ich muss, gerade was das Wohlergehen meines Kindes betrifft, immer wieder feststellen, dass es das Beste ist, wenn ich mich auf meinen Bauch verlasse.

Überhaupt: Warum müssen einem eigentlich wildfremde Menschen ihre Meinung aufdrücken, sobald man ein Kind zu seiner Familie zählt? Nur weil sie vielleicht auch ein Kind haben? Ich kann mich noch genau an den ersten Ausflug mit meiner Tochter erinnern, in ein kleines Café, wo ich mit Freundinnen zum Frühstücken verabredet war, und meine Tochter, während wir fröhlich redeten und aßen, friedlich in ihrem Kinderwagen vor sich hin brabbelte. Bis aus heiterem Himmel eine Frau meines Alters auf mich zugeeilt kam und begann, mir förmlich ins Gesicht zu schreien: »Was machen Sie denn da mit Ihrem Kind! Dem schießt doch das ganze Blut in den Kopf, wissen Sie nicht, was das für Konsequenzen hat???«

Nur zur Ihrer Information: Ich saß in einem Café, auf einer ganz normalen Straße, die, lassen Sie mich nicht lügen, vielleicht eine Steigung von zwei Prozent hatte. Und mein Kind war weder unglücklich, noch hatte es einen hochroten Kopf, abgesehen davon, dass ich gerade erst seit zehn Minuten dort saß, sondern es ging meiner Tochter und mir bis dahin richtig gut.

Doch anscheinend wollte die besagte Dame das nicht glauben. Selbst dann nicht, als ich Sie freundlich bat, mich doch allein entscheiden zu lassen, wie und wo ich den Kinderwagen hinstellte. Sie begann, sich furchtbar aufzuregen, und ich glaube, sie hätte das Jugendamt gerufen, wenn ich nicht irgendwann genervt aufs Klo gegangen wäre.

Sie denken jetzt vielleicht, ich übertreibe oder ich habe mir das ausgedacht, aber diese Geschichte ist wirklich geschehen. Und ist nur eines von vielen Beispielen, die zeigen, wie sehr andere Menschen immer wieder versuchen, uns in unser Leben hineinzureden.

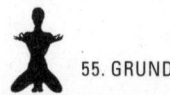

55. GRUND

Weil wir dadurch ein Stück wahrhaftiger werden

Das hört sich jetzt schon wieder wahnsinnig frauenzeitschriftenmäßig an. Aber Hand aufs Herz: Ein bisschen Kitsch schadet doch nie.

Abgesehen davon, meine ich mit wahrhaftig jetzt nicht das ganze Authentizitäts-Gedöns à la Sartre und Foucault, sondern schlicht und ergreifend die Tatsache, dass Sie durch das Yoga ehrlich werden und sich nicht mehr vor sich selbst oder vor anderen hinter faulen Ausreden verstecken. Stichwort: Satya, das zweite Yama, Wahrhaftigkeit.

Denn wer ein echter Yogi ist, versucht, zu seinem Gegenüber immer ehrlich zu sein. Das kann natürlich auch unangenehm werden, insbesondere, wenn wir zum dritten Mal hintereinander von der Freundin einen Fantasy-Roman geschenkt bekommen haben, obwohl wir nichts mehr hassen als Fantasy. Klar können Sie den annehmen und sich ins Regal stellen. Aber wenn Sie Pech haben, ergeht es Ihnen dann so wie mir mit meiner Oma, die mir 25 Jahre lang Marzipan geschenkt hat, nur weil ich mich beim ersten Mal nicht getraut habe, ihr zu sagen, dass ich Marzipan überhaupt nicht lecker finde. Und das ist nur ein harmloses Beispiel.

Viel schlimmer wird es, wenn Sie Ihrem besten Freund oder Ihrer besten Freundin nie sagen, dass es Sie langweilt, immer nur die gleichen Geschichten von der Arbeit oder dem Kind zu hören. Denn dann werden Sie sich automatisch immer mehr von dem anderen distanzieren, ohne ihm oder ihr die Chance gegeben zu haben, an sich zu arbeiten.

Natürlich müssen Sie im Gegenzug auch bereit sein, selbst Kritik anzunehmen, denn nur wer einstecken kann, darf auch austeilen. Natürlich freut sich niemand, kritisiert zu werden, doch es ist auch immer wieder eine Chance, sich selbst weiterzuentwickeln und gemeinsam mit seiner Umgebung zu wachsen. Wobei natürlich der Ton ganz klar die Musik macht.

56. GRUND

Weil beim Yoga alle gleich sind

Natürlich sind wir alle gleich, höre ich Sie mir schon entgegenrufen, wir leben doch schließlich in einer Demokratie. Ja, aber es gibt leider auch noch genügend andere Hierarchien, sowohl auf der beruflichen als auch auf der gesamtgesellschaftlichen Ebene. Oder wollen Sie mir wirklich weismachen, dass die gertenschlanke Blondine an der Kasse im Supermarkt von allen ganz genauso behandelt wird wie die übergewichtige Dame mit ihren fettigen Haaren, die an der Käsetheke steht? Hm?

Warum rennen denn alle mittlerweile zum Schönheitschirurgen und lassen sich die Nase richten, die Fettpölsterchen wegsaugen und die Falten liften?

Weil es sie selbst so sehr stört oder weil sie sich von außen unter Druck gesetzt fühlen? Selbst mir wurde während eines Interviews von einem Schönheitschirurgen schon ungefragt nahegelegt, dass ich mir doch die Nase richten lassen könne. Dabei fand ich die bis dato eigentlich ganz gut. Doch danach habe ich ernsthaft in Erwägung gezogen, eine Crowdfunding-Seite zu starten mit dem Aufruf: »Bringt Bettinas Nase wieder ins Lot.« Doch leider hatte ich dann doch keine Zeit dafür, weil ich lieber ins Yogastudio geflitzt bin, anstatt mich vor dem Rechner zu verbarrikadieren. Denn dort geht es nicht darum, zu schauen, wer den knackigsten Po, den besten Job oder den dicksten Kontostand hat. Nein, hier geht es darum, sich ganz allein auf sich und nicht auf den Nachbarn, Vordermann oder wen auch immer zu konzentrieren. Auch wenn das an manchen Tagen verdammt schwierig sein kann, insbesondere, wenn die Vorderfrau Beine hat wie Gwyneth Paltrow. Doch spätestens, wenn die gleiche Person mit verschwitzen Haaren und verschmierter Wimperntusche vor Ihnen steht und ordentlich einen fahren lässt, dann wissen Sie wieder, dass sie eigentlich auch nur eines ist: ein Mensch wie du und ich.

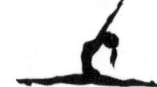

57. GRUND

Weil wir wieder in der Öffentlichkeit weinen dürfen, ohne uns schwach zu fühlen

Gefühle in der Öffentlichkeit zu zeigen, ist nicht meins. Lieber kneife ich meine Pobacken zusammen und warte, bis ich zu Hause bin. Ich denke, da geht es mir so wie vielen Menschen. Dabei ist es doch eigentlich ganz normal, aus Freude, Traurigkeit oder Verletzung zu weinen. Zumindest versuche ich, das immer meiner Tochter beizubringen. Doch, und da wären wir schon wieder bei dem Stichwort »Verletzlichkeit«, wir alle wollen vor den anderen nicht schwach aussehen oder uns eine Blöße geben. Denn man muss schon ein verdammt gutes Selbstbewusstsein haben, um in der Öffentlichkeit weinen zu können.

Aber Weinen und Yoga, wie geht das denn jetzt schon wieder zusammen? Ganz leicht, denn das Ziel des Yoga ist es ja nicht nur, körperliche, sondern auch seelische Blockaden zu lösen, die sich im Körper festgesetzt haben. Stichwort »Chakren«, Sie erinnern sich. Und wenn sich eine dieser Blockaden während einer Asana löst, dann kann es schon mal geschehen, dass uns, übermannt von dieser emotionalen Wucht, die Tränen in die Augen schießen.

Eine Freundin von mir hatte zum Beispiel eine sehr heftige Geburt, die dank Notkaiserschnitt am Ende noch gut verlaufen ist. Trotzdem hat sie die ganze Geschichte ganz schön mitgenommen. Was sich immer zeigte, wenn sie in die doppelte Taube, eine hüftöffnende Asana, ging, weil sie dadurch das Sakralchakra aktivierte, das für unsere Lust, Sexualität und Geburt steht.

Bei den meisten kommen die Emotionen jedoch erst ganz am Ende hoch, in der Schlussentspannung. Wir haben uns 90 bis 95 Minuten lang bewegt, geatmet, unsere Energie durch den Körper gelenkt. Und plötzlich liegen wir ganz ruhig auf dem Rücken, spüren, wie sich alles im Fluss bewegt, und lassen komplett los. Dadurch kann, je nachdem, wie es uns an diesem Tag geht, ein vollkommenes Glücksgefühl hochkommen oder auch eine unendliche Traurigkeit, die wir davor zurückgehalten haben und die jetzt ihren Weg nach außen findet. Doch auch dieser Moment der Traurigkeit hat sein Gutes, weil wir uns endlich erlauben, zu fühlen und nicht nur zu funktionieren, und dadurch wieder die Harmonie zwischen Geist und Körper herstellen können.

Als Lehrer fällt es einem am Anfang häufig schwer, mit diesen Gefühlen klarzukommen, der erste Impuls ist natürlich, zu demjenigen hinzugehen und ihn in den Arm zu nehmen. Was aber in einer Yogastunde vollkommen deplatziert wirkt, da man den Schüler gegebenenfalls gar nicht kennt und darum nicht weiß, ob er das will. Wenn ein/e Schüler/in in einer meiner Stunden weint, mache ich deshalb zunächst einmal gar nichts, auch weil es vielen völlig zu Unrecht peinlich ist, dass ihnen vor anderen die Tränen in die

Augen schießen. Und wenn es gar nicht stoppen will, lege ich demjenigen einfach eine Hand auf den Rücken und versuche, mit ihm ein- und auszuatmen, was meist schon reicht, um die Emotionen wieder ein wenig herunterzufahren. Oder demjenigen zumindest das Gefühl gibt, dass er nicht allein gelassen wird. Aber prinzipiell versuche ich, diese Gefühle durch nicht allzu kitschige und emotionsgeladene Musik erst gar nicht hochkochen zu lassen.

Leider ist das nicht bei jedem Yogalehrer so. Ganz im Gegenteil. Für manche ist es erst eine gelungene Stunde, wenn zumindest einem Schüler im Savasana die Tränen kommen, weil sie nur dann das Gefühl haben, eine richtig gute Stunde abgehalten zu haben.

Was natürlich kompletter Blödsinn ist, denn wann und ob die Emotionen der Schüler aufsteigen, kann man allein schon durch die Auswahl an Musik und bestimmten Asanas beeinflussen.

Abgesehen davon sollte es nicht das Ziel eines Yogalehrers sein, die Kontrolle über die Emotionen seiner Schüler zu erlangen. Doch viele Lehrer werden richtiggehend süchtig nach dieser Macht, die sie über die Emotionen ihrer Schüler haben. Womit das Yoga natürlich wieder in eine komplett falsche Richtung geht. Denn man wird ja nicht Yogalehrer, um sich selbst zu bestätigen, sondern um die anderen Menschen an der Kraft dieser Lehre teilhaben zu lassen.

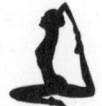

58. GRUND

Weil wir Yoga überall und zu jeder Zeit praktizieren können

Ein großartiger Aspekt am Yoga ist, dass es dafür nicht viel mehr als einer Matte und einer Sporthose bedarf. Und selbst auf die kann man zur Not verzichten. Weshalb man Yoga auch wirklich immer und überall praktizieren kann, im Hotel, im Wohnzimmer oder am Strand.

»Joggen kann ich auch immer und überall«, sagte mir meine beste Freundin dann sofort – nur dass man Yoga definitiv nicht mit Joggen vergleichen kann.

»Warum das denn nicht?«, antwortete sie mir darauf. »Beim Joggen bekomme ich auch den Kopf frei. Und das, ohne mir den Nacken zu zerren.«

Dafür hat sie danach Sehnenschmerzen, aber egal. Ja, versuchte ich sie zu überzeugen, aber Yoga sei ja kein Sport, sondern eine Lebenseinstellung.

»Mein Gott, das hört sich ja wie bei einer Sekte an.«

Aber eine Sekte ohne Kirche, gibt es das denn?

»Dein Studio ist doch auch nichts anderes als ein Kirchenraum. Nur dass ihr Mantren singt anstatt Hallelujah.«

Ja, da musste ich ihr leider recht geben. Aber wahrscheinlich finde ich es deshalb so gut, weil ich es auch ganz alleine für mich zu Hause machen kann.

»Hä? Aber du kannst doch auch zu Hause beten? Zwingt dich ja keiner dazu, in die Kirche zu gehen.«

Doch, meine Eltern früher, aber egal.

Ja, warf ich ein, aber wenn ich mich in den Park setzen und lauthals beten würde, sähen mich die anderen schon komisch an. Meine Freundin musterte mich von oben bis unten.

»Ganz ehrlich: Wenn du im Park Yoga machen würdest, fände ich das auch ganz schön seltsam.«

Ich musste lachen. Denn mit dieser Ansicht steht sie wohl ziemlich allein da. Denn gerade im Sommer ist Outdoor-Yoga extrem angesagt.

Ob auf der Dachterrasse von Universal, im Beach Club an der Alster oder einfach nur im Park um die Ecke: Yoga kann man überall und jederzeit praktizieren. Guerilla-Yoga wird dieser Trend auch gerne in Analogie zum Guerilla-Gardening genannt. Wahrscheinlich auch, weil es bei beidem um die Zurückeroberung des urbanen Raumes durch die Bewohner geht.

So schlossen sich 2006 mehrere größere Yogastudios aus Köln, Hamburg, Berlin, Frankfurt und München zusammen, um Yoga an ungewöhnliche Orte zu bringen. So zum Beispiel ins Strandbad Wannsee, auf das Dach des Sport- und Olympiamuseums in Köln oder auch, sehr schick, in den Münchner Hofgarten.

Das Gute an der ganzen Aktion: Alle Einnahmen, die dadurch zusammenkamen, wurden an eine Non-Profit-Organisation gespendet. Schöner kann man das Angenehme mit dem Nützlichen doch eigentlich nicht verbinden.

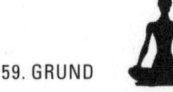

59. GRUND

Weil wir sogar auf dem Surfbrett Asanas machen können

Als ich vor zwei Jahren mit meinem Mann beim Beach-Boys-Konzert war, beschloss ich, in meinem nächsten Leben Surfer Girl zu werden und mein irdisches Dasein braun gebrannt in Hawaii, Australien oder wo auch immer zu verbringen. Hauptsache, es ist warm und ich kann den ganzen Tag am Strand liegen, äh, ich meine natürlich, auf dem Surfbrett stehen.

Und wissen Sie, was das Beste wäre? Ich müsste noch nicht mal auf das Yoga verzichten, sondern könnte das Surfbrett ganz einfach als mobile Wasseryogamatte benutzen und darauf meine Asanas praktizieren.

Jetzt ist sie aber komplett durchgedreht … Nein, nein, keineswegs, denn Yoga auf dem Surfbrett gibt es wirklich. Und auch, wenn die echten Wellenreiter dem vielleicht etwas skeptisch gegenüberstehen, heißt das ja noch lange nicht, dass wir das nicht machen können.

Weltweit bekannt gemacht wurde das Stand-up-Paddleboard-Yoga, kurz SUP-Yoga genannt, durch die schwedische Yogalehrerin Rachel Brathen, die während einer ihrer Reisen auf der Karibik-

Insel Aruba hängen blieb, wo sie fortan Yoga unterrichtete. Und weil sie den sehnsüchtigen Blick von ihrer Matte auf das Meer irgendwann nicht mehr aushielt, beschloss sie kurzerhand, ihre Praxis auf das Surfbrett zu verlegen. Mit Erfolg, wie man heute sieht, denn SUP-Yoga entwickelt sich immer mehr zum Yoga-Erlebnis-Trend. Wahrscheinlich auch, weil es zwei so perfekte Dinge wie Yoga und Meer miteinander kombiniert. Ich selbst habe es leider noch nicht ausprobiert. Aber wenn nicht der nächste Urlaub, dann wird mich zumindest mein nächstes Leben an den Strand von Hawaii oder Aruba führen.

60. GRUND

Weil Warten nie wieder ärgerlich ist

Ich gebe es ganz offen und ehrlich zu, und für meine Freunde dürfte es sowieso keine Überraschung sein: Ungeduld ist mein zweiter, wenn nicht sogar erster Vorname.

Schon als Kind hätte ich platzen können, wenn meine Eltern es gewagt haben, noch ihren Kaffee zu Ende zu trinken, bevor sie mit mir spielten, lasen oder raus auf den Spielplatz gingen. Daran hat sich leider auch nichts geändert, als ich älter geworden bin. Weswegen die Schwangerschaft für mich auch die größte Geduldsprobe meines Lebens war, da es leider keinerlei Möglichkeit gibt, den natürlichen Verlauf von neun Monaten auf sechs Wochen zu verkürzen.

Doch zum Glück habe ich ja währenddessen Yoga kennengelernt und dadurch erfahren, dass Geduld eine wahre Tugend sein kann, die einem das Leben extrem erleichtert. Denn warum sich darüber ärgern, dass der Bus einem gerade vor der Nase weggefahren ist, wenn ich doch dadurch die Möglichkeit bekomme, in Ruhe meine Zeitung zu lesen?

Okay, wenn ich einen dringenden Termin habe, fällt es mir natürlich immer noch schwer, es so zu sehen. Aber da der Bus nun mal weg ist, hilft es nichts, wenn ich mich auch noch unnötig darüber aufrege. Und genau das versucht uns das Yoga zu vermitteln: Lebe in der Gegenwart und ärgere dich nicht.

Gerade wenn man sich wie ich in den mittleren Jahren befindet, hat man durch Karriere, Kind und Kegel nicht besonders viel Zeit, die man mit Freunden oder Hobbys verbringen kann. Warum sich also diese wenige Zeit noch mit Ärgern vermiesen?

Also, Schluss mit dem Ärgern. Damit lebt es sich wesentlich leichter und glücklicher. Und Sie werden erstaunt sein, wie viele Probleme sich häufig bis zum nächsten Tag in Luft aufgelöst haben.

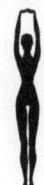

61. GRUND

Weil wir nirgendwo sonst so ungestört pupsen dürfen

Sie lachen – aber es ist wirklich so: Pupsen gehört beim Yoga zum guten Ton. Ja selbst die Lehrer, ob Sie es glauben oder nicht, lassen ab und an einen fahren, ohne dass sich jemand darüber wundert. Und das, obwohl beim Yoga die Fenster immer geschlossen sind, damit die entstandene Energie nicht wieder flöten geht und es in den Räumen dank Schweiß und Pupse manchmal stinkt wie in der Sporthalle während der Bundesjugendspiele. Aber zum Glück gibt es ja Räucherstäbchen, mit denen sich dieser Duft prima übertünchen lässt. Abgesehen davon, dass das Pupsen während der Stunde eigentlich ein richtig gutes Zeichen ist.

Bitte was? Ist es nicht ein Zeichen von schlechter Erziehung, wenn man in der Öffentlichkeit einen fahren lässt? Und überhaupt furchtbar peinlich für meinen Nachbarn und ganz besonders für mich selbst?

Ja, wenn Sie mit Ihrer Freundin im Restaurant sitzen. Aber nicht, wenn Sie eine Yogastunde besuchen. Denn dort dürfen Sie ganz offiziell ordentlich pupsen.

Warum? Weil es zeigt, dass die Anspannung aus Ihrem Körper weicht und Sie sich nicht mehr zusammenreißen.

Das heißt im Umkehrschluss jetzt natürlich nicht, dass Sie sich alle Pupse extra für die Yogastunde aufheben sollen. Das wäre vielleicht doch ein bisschen zu viel des Guten. Aber Sie müssen auch nicht gleich rot anlaufen und sich bei all Ihren Yoganachbarn entschuldigen, wenn Sie pupsen müssen.

Deshalb: Wenn Ihnen Ihr Vordermann während der Stunde einen Pups ins Gesicht setzen sollte, ärgern Sie sich nicht. Freuen Sie sich mit ihm und atmen Sie das Ganze einfach weg. Vielleicht ausnahmsweise durch den Mund.

Kapitel 6

Happy

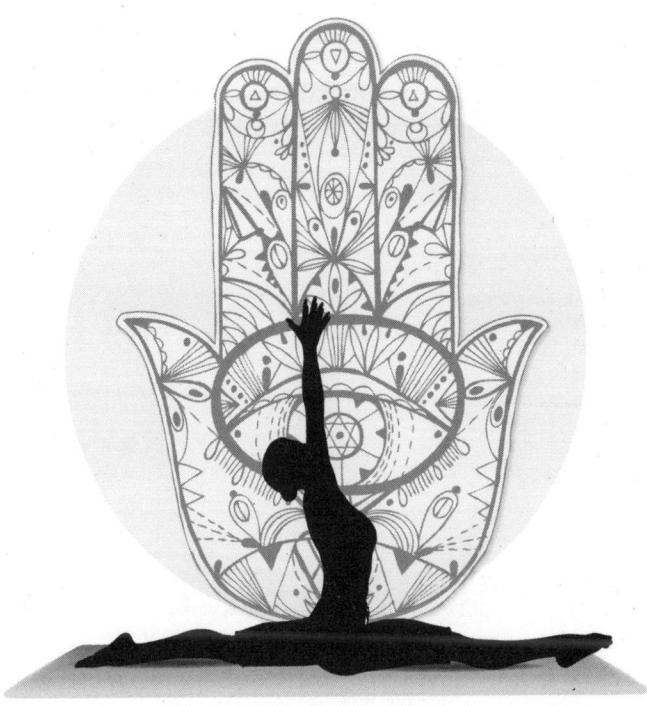

*Du musst dich doch nicht
Bemühen bemühen
Die Bäume werden doch
Auch von selber grün*

Tocotronic, »Sag alles ab«

Dieser Song von Pharrell Williams ist das absolute Lieblingslied von meiner Tochter und mir. Und das nicht nur, weil es sofort zum Tanzen einlädt, sondern auch, weil es immer gute Laune verbreitet, ganz egal, wann und wo man es hört. Manchmal, wenn wir von der Schule nach Hause kommen, tanzen wir zu diesem Song durch das Wohnzimmer, als ob wir in der Disco wären. Und da ich a) keine Zeit und b) keine Energie mehr habe, abends noch in Clubs zu gehen, mache ich das mittlerweile richtig gerne. Außer wenn die Nachbarn am Fenster stehen.

Auch Yoga ist eine wahre Glücksquelle, insbesondere, wenn man es zu seiner Lieblingsmusik praktiziert. Weshalb ich auch immer wieder gerne an meiner Playlist für die Stunden herumfeile, wenn ich zu Hause etwas Zeit habe.

Meine Erfahrung als Lehrerin hat mir auch immer wieder gezeigt, dass ich meine Sorgen und Probleme nach dem Unterricht so gut wie vergessen habe, selbst wenn ich traurig oder schlecht gelaunt zum Unterricht gegangen bin und eigentlich lieber mit der Decke über dem Kopf daheim geblieben wäre. Wahrscheinlich, weil mir die dankbaren Gesichter meiner Schüler einfach so wahnsinnig viel zurückgeben.

Klar ist es toll, wenn man seinen Namen über einem Artikel in der Zeitung gedruckt sieht. Aber was meinen Sie, wie oft ich jemanden gesehen habe, der – abgesehen von meiner Familie und meinen Freunden – meine Texte liest? Kein einziges Mal. Und das eine Mal, als ich dachte, dass mein Gegenüber in der U-Bahn tatsächlich gerade in meinen Artikel vertieft sei, hat sich herausgestellt, dass er leider nur dabei war, das Kreuzworträtsel auf der gleichen Seite zu lösen. Abgesehen davon, dass ich ja schlecht irgendeinen wildfremden Menschen fragen kann, wie er denn den Text auf Seite XY gefunden hat. Auch wenn es mir manchmal in den Fingern juckt.

Doch wahrscheinlich würde es so oder so nichts bringen. Denn als Autor bekommt man eigentlich nur Negativreaktionen, da die meisten nur Leserbriefe schreiben, wenn sie sich über etwas aufgeregt haben. Weshalb ich mich mittlerweile auch nicht mehr freue, wenn einer an mich weitergeleitet wird, weil ich schon weiß, dass es wieder nichts Freundliches sein wird.

Dabei sollten wir alle viel mehr loben. Unsere Mitarbeiter, Freunde, Ehemänner und -frauen, die Bäckerin oder den Kiosk-Mann. Doch meistens äußern wir leider nur unsere Skepsis und nur selten unsere Bewunderung. Auch das ist ein Grund, für den ich das Yoga so liebe: dass es nicht darum geht, eine Asana zu »schaffen«, sondern sich auf das Yoga einzulassen, es für sich zu nutzen, damit es einem wieder besser geht. Aber es gibt natürlich noch jede Menge andere Gründe, warum wir mit Yoga glücklicher sind.

62. GRUND

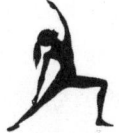

Weil wir wieder aus vollem Herzen laut lachen können

Vom Yoga auf dem Surfbrett habe ich Ihnen ja schon erzählt. Aber wussten Sie, dass es auch Lach-Yoga gibt? Nein, ich versuche Sie jetzt nicht zum Lachen zu bringen, auch wenn ich mich natürlich darüber freue, wenn Sie lachen. Aber Lach-Yoga gibt es tatsächlich. Können Sie ganz schnell bei Google überprüfen.

Gelotologen (gr. »gélōs«: »Lachen«), also Wissenschaftler, die sich mit den Auswirkungen des Lachens beschäftigen, haben festgestellt, dass Lachen nicht nur den Kopf frei macht, sondern auch gut für das Immunsystem ist. Ja selbst bei Schmerzen kann das Lachen dabei helfen, das Leiden zu lindern. Was man bei Kindern, die hingefallen sind, immer wieder sieht. Einfach kurz sich selbst zum Affen machen und schon ist der Schmerz vergessen.

Genau diese Kraft des Lachens nutzt das Lach-Yoga, bei dem man sich nicht eine Stunde lang die besten Witze erzählt, sondern versucht, grundlos zu lachen, zur Stärkung der Psyche.

Die Idee zu dieser Form des Yoga entwickelte der indische Arzt Madan Kataria, der 1995 begann, Yogatechniken mit Lachübungen zu verbinden. Mittlerweile ist aus seiner Praxis eine ganze Bewegung geworden und auch hier in Deutschland findet man inzwischen zahlreiche Lach-Yoga-Schulen.

Keine Sorge, das heißt jetzt nicht, dass Sie in einem Raum mit dreißig anderen, wildfremden Menschen stehen und dort unter Anleitung eines Lehrers zum Taktstock lachen sollen. Vielmehr geht es darum, sich anhand einer Mischung aus Dehn-, Atem- und Lachübungen gegenseitig mit dem Lachen anzustecken. Klar, das kann am Anfang noch etwas künstlich wirken. Aber spätestens nach zehn Minuten werden auch Sie nicht mehr an sich halten können und ohne Grund aus vollem Herzen lachen.

63. GRUND

Weil wir glücklicher sind

Glücklich sein – wer will das nicht? Doch meist sind es die alltäglichen Sorgen, die uns davon abhalten: Wer passt auf das Kind auf, wenn ich zu einer wichtigen Konferenz muss, wer erledigt die Wäsche, das Kochen, den Abwasch? Und eigentlich müsste das Auto ja auch mal wieder zur Inspektion in die Werkstatt gebracht werden und irgendjemand die Fenster putzen und die Wohnung aufräumen. Und so machen wir uns lieber über den nächsten Mathetest der Tochter Sorgen, als uns über die Sonne zu freuen, die uns in diesem Moment die Nase bräunt. Oder denken beim Kaffeetrinken mit der Freundin über den Einkauf nach, anstatt ihr zuzuhören. Wodurch sich viele Freundschaften nach und nach auseinanderentwickeln.

Doch nicht nur unsere Freunde müssen unter dieser ständigen Unaufmerksamkeit leiden, auch wir selbst verpassen dadurch extrem viel, weil wir, anstatt das Jetzt zu genießen, in die Vergangenheit oder Zukunft abschweifen.

Sie wollen das ändern? Dann ab zum Yoga mit Ihnen! Denn dank der Fokussierung auf den Atem lernen Sie beim Yoga, sich wieder in der Gegenwart zu verorten und den Moment zu genießen.

Dadurch ersparen Sie sich nicht nur jede Menge Grübeleien über Dinge, die in der Vergangenheit liegen und sowieso nicht mehr zu ändern sind, sondern lernen auch wieder, auf Ihre Intuition zu hören. Denn wer nicht alle potenziellen Folgen einer Entscheidung abwägt, greift automatisch auf sein Bauchgefühl zurück. Und ich kann nur aus eigener Erfahrung sagen, dass dies in den meisten Fällen richtig liegt.

Und je länger wir Yoga praktizieren, umso mehr wird sich diese Denkweise in unseren Köpfen einprägen, sodass wir irgendwann auch außerhalb der Yogastunde nicht mehr in Gedanken abschweifen und uns lieber an der Sonnenblume in Nachbars Garten oder an unserem leckeren Cappuccino erfreuen, anstatt uns vor dem nächsten Kindergeburtstag zu gruseln. Womit wir auch schon bei unserem nächsten Grund wären, warum Yoga einfach das Beste für jedermanns Leben ist.

64. GRUND

Weil wir lernen, wieder die kleinen Dinge wertzuschätzen

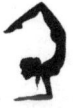

Früher habe ich oftmals den Fehler begangen, zu viel zu erwarten. Sowohl von meinen Urlauben und Geburtstagen als auch von Freunden im Allgemeinen. Was nicht nur dazu führte, dass mein fünfter Geburtstag in einer absoluten Katastrophe endete – ich bekam anstelle eines echten Monchichi die Billig-Version ohne Schnuller, was für ein existenzielles Drama! –, sondern auch dazu, dass ich mir zahlreiche Partys, Wochenenden und Ähnliches selbst vermieste, weil ich meine Erwartungen zu hoch steckte.

Auch an mich selbst habe ich wie so viele in unserer heutigen Gesellschaft immer viel zu hohe Erwartungen. Denn natürlich bin auch ich nicht frei davon, die Beste sein zu wollen. Auch wenn mir dieser Wunsch als Yogi ja eigentlich komplett verboten ist. Und natürlich bin ich dann im Endeffekt, wenn ich meine eigenen, völlig unrealistischen Erwartungen nicht erfüllen kann, enttäuscht.

»Hör doch einfach auf, ständig so viel zu erwarten«, sagte mein Mann immer und immer wieder.

Doch ich musste erst mit dem Yoga anfangen, um diesen durchaus schlauen Rat in die Tat umsetzen zu können. Denn beim Yoga geht es nicht darum, den perfekten Baum oder die perfekte Krähe einzunehmen, sondern aus der jeweiligen Übung das Beste für sich selbst herauszuholen. Und wenn es nicht klappt, die eigene Grenze mit Gelassenheit hinzunehmen, anstatt zum Nachbarn zu schauen und sich darüber zu ärgern. Stichwort »Santosa«, das zweite Niyama, Anspruchslosigkeit.

Natürlich funktioniert das nicht von heute auf morgen und auch ich habe mich erst mal einige Jahre lang darüber geärgert, dass ich im Gegensatz zu meiner Freundin beim Kopfstand regelmäßig umkippe. Aber als ich angefangen habe, es zu akzeptieren und mir zu denken: »Okay, du bist halt ein Kopfstand-Loser«, ging es plötzlich wie von selbst.

Ähnlich ergeht es einem mit dem verregneten Urlaub, der so schön hätte sein können, wenn es nicht so viel geregnet hätte. Aber war er vielleicht deshalb so erholsam – weil Sie gar nichts tun konnten? Und hätten Sie ansonsten so viele schöne Regenbögen gesehen? Halten Sie die Augen offen, schauen Sie sich um und hören Sie auf, sich über die nicht erfüllten Erwartungen zu ärgern. Dann werden Sie jede Menge Kleinigkeiten entdecken, über die es sich zu freuen lohnt.

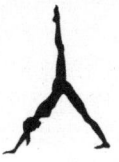

Weil wir das Kind in uns wieder neu entdecken

Wie lange ist es bei Ihnen her, dass Sie eine Brücke oder einen Handstand ausprobiert haben? Fünf, zehn oder sogar zwanzig Jahre? Na los, dann probieren Sie es mal wieder! Doch bitte nicht hier und sofort, sondern unter Anleitung eines echten Yoga-Profis. Denn leider, das musste auch ich feststellen, bekommen wir das alles nicht mehr so einfach hin wie als Kind, sondern müssen mühevoll daran arbeiten, um die Schwerkraft zu überlisten.

Besonders deutlich wird einem das, wenn man wie ich einen kleinen Menschen bei sich zu Hause hat. Denn als ich meiner Tochter voller Stolz mein erstes Rad zeigte, legte sie sich auf den Rücken, stemmte ihre dünnen Ärmchen hoch und war mir nichts, dir nichts in einem viel schöneren.

»Ist doch einfach«, quiekte sie dabei.

Na danke auch.

Trotzdem: Seit ich wieder ein Rad mache, mich am Handstand versuche oder auf dem Kopf stehe, habe ich das Gefühl, dass sich mit diesen Übungen auch der Spunk wieder in meinem Kopf eingeschlichen hat, und ich wie als Kind Spaß an neuen Abenteuern, Erfahrungen und Menschen habe. Wahrscheinlich, weil sich mit der körperlichen Beweglichkeit auch die kindliche Neugierde wieder einstellt. Und wir wieder so experimentierfreudig werden wie als Kind. Weshalb ich auch kürzlich ein längst vergessenes Vorhaben aus meiner Kindheit in die Tat umgesetzt und den Kuchenteig komplett aufgegessen habe, anstatt einen Kuchen daraus zu backen. Denn zum Glück ist es für die kindliche Freude am Leben nie zu spät.

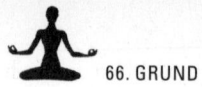

Weil sich längst vergessene Knoten in der Seele lösen

Gerade als Yogalehrerin bekommt man immer sehr deutlich zu spüren, wo sich die Knotenpunkte der Menschen befinden. Sehr beliebt hier bei uns in der westlichen Gesellschaft sind natürlich die klassischen Rücken- und Nackenschmerzen, die wir uns bei unserer Arbeit am Schreibtisch zuziehen, die aber auch daher rühren, dass wir uns gerne zwischen unseren Schultern verstecken. Vor allem wenn es anstrengend wird oder uns eine Situation überhaupt nicht gefällt, meinen wir, dass es mit hochgezogenen Schultern besser wird. Doch werden Sie etwa weniger nass, nur weil Sie im Regen die Schultern hochziehen? Natürlich nicht. Und auch der Stress wird nicht weniger, nur weil wir unseren Körper noch mehr anspannen. Ganz im Gegenteil: Sie verlangen sich und Ihrem Körper nur noch mehr Anstrengung ab, anstatt Ihre vorhandene Energie optimal zu nutzen.

Ein anderer Punkt, an dem sich die Anspannung häufig widerspiegelt, ist der Kiefer, ist ja auch klar. Denn wie oft beißen wir in einer anstrengenden Situation sprichwörtlich die Zähne zusammen. Und da wir bedauerlicherweise nicht alles Nervige aus unserem Leben verbannen können, es sei denn, wir gewinnen eine lebenslange Sofortrente (davon träume ich schon seit Jahren!), rate ich meinen Schülern auch immer, in solchen Situationen ganz bewusst den Kiefer langsam hin und her zu bewegen, um sich nicht noch unnötig mehr Stress zu machen.

Das alles ist natürlich wesentlich leichter gesagt als getan, und leider reicht es nicht, meinen Schülern zu sagen: »Hey, entspannt eure Kiefermuskeln«, und eins, zwei, drei haben es alle getan und sind superrelaxt. Aber es gibt ein paar Yogatricks, mit denen es leichter ist, diese Knotenpunkte, wie zum Beispiel den Kiefer, zu lösen.

Eine meiner Lieblingsübungen dafür ist der Löwe (Simhasana), bei dem man sich auf die Fersen setzt, die Hände auf die Knie legt, mit den Augen nach oben schaut und dort vielleicht sogar den Punkt zwischen den Augenbrauen, den Sitz des dritten Auges, fixiert, um dann ein Mal tief einzuatmen, mit einem lauten Löwengebrüll die Zunge herauszustrecken und dabei tief auszuatmen.

Ich rate Ihnen zu dieser Übung nicht unbedingt in Anwesenheit Ihres Kindes oder Ihrer Nachbarin, diese könnten es eventuell falsch verstehen. Aber wenn Sie allein im Büro sitzen, ist der Löwe eine großartige Übung, um sich vor einem wichtigen Meeting noch mal kurz zu entspannen.

67. GRUND

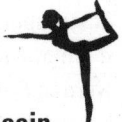

Weil wir uns wieder erlauben, sentimental zu sein

Mein Mann behauptet immer, ich wäre die unromantischste Frau der Welt. Was ich gar nicht verstehen kann, denn ich *liebe* Romantic Comedies. Aber ja, ich mochte es noch nie, wenn ein Mann auf irgendwelche blamablen Ideen kommt, nur um mir seine Gefühle kundzutun, wie zum Beispiel, mir in aller Öffentlichkeit ein Ständchen zu singen, rote Rosen auf mein Haupt regnen zu lassen oder gar ein Flugzeug mit dem Banner »I Love You Bettina« an meinem Fenster vorbeifliegen zu lassen. Fürchterlich! Nein, diesen Mann würde ich, wenn ich ihn nicht schon vorher verstoßen hätte, spätestens nach dieser Aktion in die Wüste schicken. Oder zumindest aus meinem Leben verbannen. Ich kann auch überhaupt nicht verstehen, warum anderen Frauen bei solchen Aktionen vor Rührung die Tränen kommen. Wahrscheinlich bin ich einfach nur ein totaler Kontrollfreak und kann es schlicht und ergreifend nicht haben, wenn etwas Unvorhergesehenes geschieht. Das Einzige, was ich mir – Yogini hin oder her – mal wünschen würde, wäre, dass sich zwei Männer mal so richtig um mich prügeln. Mit blauem Auge und allem, was dazugehört.

Einmal wäre es sogar fast dazu gekommen, nur leider ist der eine, weil links und natürlich prinzipiell gegen Gewalt eingestellt, dann doch wieder abgehauen. Dabei hätte es so schön werden können … Aber ich hoffe noch, was nicht ist, kann ja noch werden.

In jedem Fall bin ich wirklich nicht sonderlich romantisch oder sentimental. Selbst wenn ich mir noch so große Mühe gebe. Bereits als Kind habe ich versucht, mir einen sentimentalen Blick anzugewöhnen, indem ich nachts heimlich aus dem Fenster über die Großstadt geblickt habe und mir dabei unglaublich erwachsen und melancholisch vorkam. Im Nachhinein erscheint es mir dann doch ein wenig albern.

Aber ausgerechnet beim Yoga, das ich zu Beginn als einen ähnlichen Quatsch wie Engelskartenlegen oder Wahrsagen abgetan hab, hat sich meine sentimentale Seite gezeigt. Wahrscheinlich auch, weil ich mich endlich getraut habe, meine pragmatisch-ironische Seite für eine Zeit in den Hintergrund zu stellen, und der anderen, weniger offensichtlichen den Vortritt zu geben. Und so sitze ich tatsächlich inmitten dieser ganzen wilden Truppe, chante bei Kerzenschein Mantren und finde es auch noch richtig gut – selbst wenn sich das weder mein Mann noch mein bester Freund, geschweige denn meine Mutter vorstellen können und wollen.

68. GRUND

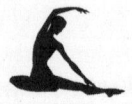 **Weil wir wieder unseren eigenen Rhythmus finden**

SMS checken, schnell noch einen Blick ins E-Mail-Postfach werfen, um danach die zehn Anrufe auf der Mailbox abzuhören, die eingegangen sind. Da wünscht man sich doch manchmal direkt die guten, alten Zeiten wieder, in denen es weder Anrufbeantworter, Computer noch Handys gab und man sich tatsächlich längerfristig verabreden musste, weil man die Verabredung nicht fünf Minuten vorher noch schnell per SMS absagen konnte.

Natürlich nutze auch ich diese ganzen Kommunikations-möglichkeiten, auch wenn ich mir dabei sehr häufig die Frage stelle, ob ich meinen Freunden wirklich näherkomme, wenn ich ihnen um zwölf Uhr nachts noch schnell eine SMS schicke. Die absurdeste Situation habe ich in dieser Hinsicht allerdings letztens in einer Yogastunde erlebt, in der eine zwanzigjährige Frau im herabschau-enden Hund ihr Handy checkte, um sogleich in aller Ruhe eine SMS zu schreiben, während der Lehrer vorne erzählte, wie gut es doch sei, wenn man sich für 95 Minuten von nichts ablenken ließe. Eine Erkenntnis, die wohl ungehört an ihr vorbeiflog.

Verstehen Sie mich jetzt nicht falsch, ich bin keine dieser Technik-Hasserinnen, im Gegenteil, ohne mein Handy fühle ich mich kom-plett abgeschnitten von der Welt. Aber ich merke auch, dass mich die ganze Technik und ihre Schnelligkeit ganz schön unter Druck setzen. Denn da ich mein Handy wie die meisten Menschen immer bei mir habe, wird auch erwartet, dass ich auf jede SMS, jeden ver-passten Anruf und jede eingehende E-Mail sofort antworte. Und so ist es auch mir schon passiert, dass ich heimlich unter dem Tisch eine SMS beantwortete, während ich mit einer Freundin im Café saß und sie mir von ihrem Liebeskummer erzählte. Das Allerletzte. Wirklich. Ich schwöre, ich werde es nie mehr tun. Denn als echte Yogini, die ich doch bin, darf ich mich von der Erwartungshaltung der anderen auf keinen Fall unter Druck setzen lassen. Doch wie soll man sich bitte schön entspannen oder gar zu sich selbst finden, wenn ständig eine neue E-Mail aufblinkt? Abschalten zum Beispiel. Ja, diesen Knopf gibt es wirklich, und wenn nicht gerade jemand in Ihrem näheren Umfeld krank ist, dann können Sie diesen auch mit gutem Gewissen betätigen. Denn nur, wenn Sie sich von dem Erwartungsdruck Ihrer Umgebung frei machen, können Sie auch wirklich im Hier und Jetzt leben und Ihren eigenen Rhythmus, den viele von uns längst verloren habe, wiederfinden.

Ja, aber der andere hat doch viel schneller sein Studium beendet, gleich drei Kinder hintereinander bekommen oder den Himalaya fünf Mal hintereinander bestiegen? Wird das nicht auch von mir erwartet? Ja und! Erinnern Sie sich doch an das zweite Niyama Santosha: Zufriedenheit. Also mit dem zufrieden zu sein, was man hat, und sich nicht immer außerhalb zu orientieren. Denn wenn Sie sich ständig vergleichen, werden Sie nie zufrieden, geschweige denn glücklich sein.

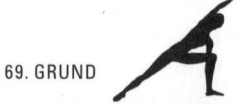

69. GRUND

Weil wir wieder ohne schlechtes Gewissen nichts tun können

Ich weiß ja nicht, wie es Ihnen ergeht: Aber sobald ich mich mal fünf Minuten hinsetze und in die Luft starre, bekomme ich ein schlechtes Gewissen. Denn irgendetwas gibt es für eine Mutter, die hauptberuflich als Autorin und nebenberuflich als Yogalehrerin arbeitet, immer zu tun. Und sei es nur, die Wäsche einzuräumen, die sich seit Tagen im Schlafzimmer stapelt und sich leider nicht von allein in den Schrank legt. Früher habe ich selbst am Wochenende keine Ruhe gefunden, bis alles erledigt war. Weshalb ich die Woche gerne nur mit Arbeiten und das Wochenende mit Aufräumen verbracht habe, anstatt bei strahlendem Sonnenschein mit Freunden zum See zu fahren.

Durch das Yoga und die stetige Beschäftigung mit der Endlichkeit meines Lebens ist mir jedoch wieder bewusst geworden, dass ich mir viel zu viele künstliche Zwänge und Einschränkungen auferlege, wie »Ich kann doch nicht den halben Tag faul in der Sonne herumliegen, während zu Hause ein Stapel Wäsche auf mich wartet«. Ja verdammt, aber warum denn nicht? Wer schreibt mir das eigentlich vor? Doch ganz alleine ich selbst!

Also, Schluss mit dem schlechten Gewissen! Es ist völlig okay, wenn wir uns ab und an eine Auszeit gönnen. Seien Sie ein(e) Yogi(ni), genießen Sie den Moment und somit auch das Nichtstun. Denn es geht nicht darum, immer unter Strom zu stehen. Versuchen Sie lieber, durch Yoga zu jenem inneren Zustand zu kommen, »in dem die seelisch-geistigen Vorgänge zur Ruhe kommen«, wie es Patanjali so schön formuliert.

Doch wie sollen wir das schaffen, wenn wir uns immer nur durch Handeln ablenken? Eben! Gar nicht. Deshalb, werden Sie ein(e) Yogi(ni), dann wird das Nichtstun oberste Pflicht.

70. GRUND

Und ja: Auch weil wir uns an durchtrainierten Männerkörpern erfreuen dürfen

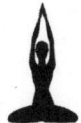

So, nachdem ich Ihnen jetzt einiges über die Rechte und Pflichten eines Yogis erzählt habe, kommen wir nun zu einem sehr angenehmen Nebeneffekt: den hübschen Männerkörpern, die wir beim Yoga zu sehen bekommen und die Sie vielleicht schon aus »Sex and the City« kennen. Sie wissen schon, jene Folge, in der Samantha alles daransetzt, um ihren Yogalehrer aus dem Zölibat zu befreien, schlussendlich aber doch mit einem anderen Teilnehmer vorliebnehmen muss, der jedoch einen ebenso tollen Sixpack hat, so wie die meisten Yogi-Männer. Denn die hübschen durchtrainierten Männerkörper gibt es tatsächlich in jedem Yogastudio zu sehen, zumindest wenn Sie es irgendwann bis in die fortgeschrittenen Stunden schaffen, in denen die Yogis bei steigender Anstrengung auch gerne mal ihr T-Shirt ausziehen und den Blick auf ihre Oberkörper freigeben. Nichts für schwache Nerven, die sich leicht aus dem Konzept bringen lassen und dann bei so viel schweißtreibendem Anblick gleich aus dem Kopfstand fallen. Oder die vor Aufregung nicht mehr richtig ein- und ausatmen können, wenn der Matten-Nachbar sich seines Hemdes entledigt.

Ganz besonders gut ist dafür natürlich das Bikram Yoga, auch als Hot-Yoga bekannt, bei dem man bei circa 35 bis 40 Grad Celsius Hatha Yogaübungen praktiziert. Eine Mischung aus Sauna plus Sport, die komplett ungeeignet für Menschen mit niedrigem Blutdruck ist. So wie für mich. Doch keine Sorge, in den ganz normalen Yogastunden kommen Sie ebenfalls zu Ihrem Spaß, denn selbst dort gibt es genügend Männer, die sich gerne das T-Shirt vom Leib reißen, wenn es etwas stickig wird. Und auch wenn das Yoga ja frei sein soll von sexuellen Anziehungen und Wünschen, so dürfen wir doch zumindest eins: ausgiebig hinschauen.

Kapitel 7

Talkin' 'Bout a Revolution

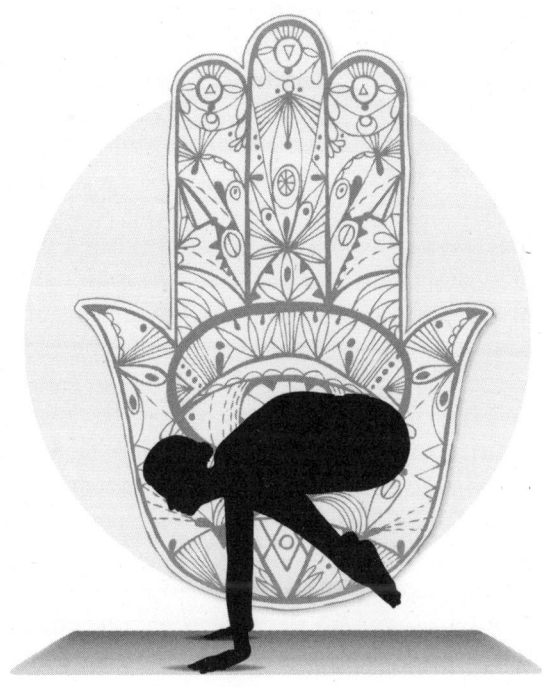

Reichtum heißt der Glaube
Und Geld ist Euer Gott
Millionen wollen Millionen
Ich erkläre den Bankrott

Rocko Schamoni, »Geld ist eine Droge«

Ich bin kein besonders großer Tracy-Chapman-Fan, aber musikalisch eben ein Kind der Achtziger. Weshalb auch ich um diesen Song natürlich nicht herumgekommen bin. Revolution – davon gab es zu der Zeit, in der dieser Song ein Hit war, einige kleinere und größere: der Fall der Mauer, der Einzug der Grünen in den Bundestag, die beginnende Diskussion über die atomare Abrüstung und so weiter und so fort.

Themen, die uns heute selbstverständlich erscheinen, damals jedoch noch absolutes Neuland für die Gesellschaft waren, und für welche die Menschen erst sensibilisiert werden mussten.

Momentan befinden wir uns aufgrund der anhaltend kritischen Weltwirtschaftslage, der drohenden Knappheit der natürlichen Ressourcen und den sichtbaren Auswirkungen des Klimawandels in einer ähnlichen Situation. Wir spüren, dass wir so nicht weitermachen können, und hoffen auf Veränderungen. Wissen aber nicht so recht, was, wo und wie wir selbst dazu beitragen können. An diesem Punkt kommt das Yoga ins Spiel, das hier in Europa schon lange keine Domäne einer alternden New-Age-Generation mehr ist, sondern sehr eng mit einer bestimmten modernen und nachhaltigen Lebenseinstellung und -führung verknüpft ist. Enttäuscht von den Glücksversprechungen des Kapitalismus und zu müde, um den Kampf mit den anderen Egos wiederaufzunehmen, finden viele den Weg zum Yoga. Ohne überhaupt so recht zu wissen, was sie dort eigentlich erwartet. Weshalb sie häufig umso überraschter sind, dass viele Werte, die ihnen wichtig sind, schon vor Jahrtausenden von den Yogis formuliert und gefordert wurden, wie Nachhaltigkeit, gegenseitiger Respekt und soziales Miteinander, um hier nur einige zu nennen. Und so werden es von Jahr zu Jahr mehr Menschen, die sich dem Yoga zuwenden. Ja, manche sprechen schon von einer Massenbewegung. Was für unsere Zukunft heißen könnte, dass an den entscheidenden Stellen in der Wirtschaft und Politik vielleicht in einigen Jahren Yogis sitzen, die unsere ethische Einstellung teilen und sich dementsprechend für eine nachhaltige Zukunft unseres

Planeten und für die Armen in der Gesellschaft einsetzen. Talkin'
'Bout a Revolution eben.

 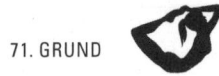

Weil es dem Umweltschutz einen Schub verpasst

Sie trinken gerne und viel Kaffee? Das ist schlecht. Denn damit begehen Sie gleich mehrmals am Tag eine riesengroße Umweltsünde.
Denn für die Herstellung von einem Kilogramm Röstkaffee werden
schon allein 21.000 Liter Wasser benötigt, was wiederum heißt, dass
Sie für eine Tasse Kaffee à sieben Gramm allein schon 140 Liter
Wasser verbrauchen. Als Vergleich dazu: Der Durchschnittswert
des täglichen Trinkwasserverbrauches beträgt 125 Liter pro Person.
Das heißt, mit jedem Kaffee rauben wir einem Menschen sein tägliches Trinkwasser.

Natürlich können wir dieses verbrauchte Wasser nicht sehen und
uns auf den Küchentisch stellen. Aber es wird für die Herstellung
beziehungsweise den Transport des Kaffees benötigt, weswegen in
diesem Zusammenhang auch von virtuellem Wasser gesprochen
wird.

Jeder Mensch hat einen irre hohen virtuellen Wasserverbrauch,
den man sich im Netz auf entsprechenden Seiten selbst ausrechnen
kann. Ich sage Ihnen, das Ergebnis ist erschreckend.

Neben Kaffee sind – natürlich – Fleisch und alle Milchprodukte
richtig böse virtuelle Wasserdiebe. Denn neben dem Trinkwasser
für die Tiere braucht es auch noch jede Menge Wasser für den An-
bau und die Bewässerung der Futtermittel. Laut PETA Deutschland
verbrauchen wir mit dem Verzehr von einem Steak ganze 4.000
Liter Wasser. Wie viel das ist, konnte man am Weltwassertag 2013
auf dem Potsdamer Platz in Berlin sehen, als PETA-Anhänger aus
4.000 Wasserflaschen das Wort »Steak« formten.

Was das mit dem Yoga zu tun hat? Verdammt viel. Denn die meisten Yogis leben nicht nur vegetarisch, sondern verzichten komplett auf tierische Produkte, da es gegen ihre ethischen Grundsätze verstößt, einem Lebewesen Leid zuzufügen. Dadurch hat man als Yogi natürlich im Vergleich zu jedem Normalsterblichen einen virtuellen Wasserfußabdruck, von dem andere nur träumen können – vielleicht abgesehen von den Veganern, die kein Yoga praktizieren.

Welche Auswirkung das haben kann, sehen wir jetzt schon an der wachsenden Zahl veganer Supermärkte, Schuhhersteller und Restaurants, die dafür sorgen, dass es mit dem Umweltschutz noch mal richtig nach vorne geht. Yoga ist also ein richtiger Umwelt-Booster.

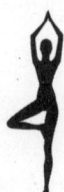

72. GRUND

Weil Yoga für mehr Nachhaltigkeit und weniger Konsum steht

Meine Tochter ist ein großer Fußballfan. Was unter anderem auch daran liegt, dass ich ihr zur letzten Fußballweltmeisterschaft ein Panini-Sammelalbum gekauft habe. Was ich, nachdem wir gefühlte 300 Euro für Sticker ausgegeben hatten, bitterlich bereute. Aber was tut man nicht alles für seine Anti-Gender-Erziehung!

Eines Morgens, wir diskutierten gerade darüber, ob Jérôme Boateng nun wirklich größer als Manuel Neuer ist, fragte ich meine Tochter, ob sie nicht einmal gerne ins Stadion gehen würde. Was sie freudig bejahte.

»Dann kannst du dir ja vielleicht sogar ein Autogramm von Neuer holen«, sagte ich ganz naiv und ohne daran zu denken, dass das sicher hundert Prozent aller Kinder im Stadion haben wollen.

Doch meine Tochter, cool wie sie ist, antwortete nur: »Wieso? Ich will ihn ja nur spielen sehen.«

Eine Aussage, die mich total überraschte, da Kinder tendenziell ja immer alles haben wollen. Vor allem, wenn es umsonst ist. So wie 99 Prozent der Menschen in der Bundesrepublik. Selbst Rentner werden ganz hibbelig, wenn es an der Supermarktkasse einen Schnuller für umme gibt. (»Ist fürs Enkelkind!«) Was würden sie wohl machen, wenn Manuel Neuer auf dem Spielplatz Autogramme geben würde?

Doch mein Kind, das anscheinend der geborene Yogi ist, gibt sich schön bescheiden und genügsam, wie es das zweite Niyama Samtosa will. Was auch für den Umweltschutz eine prima Sache ist. Denn je weniger wir konsumieren, umso weniger muss natürlich im Umkehrschluss produziert werden. Stichwort »nachhaltiger Konsum«. Wodurch wir nicht nur weniger Energie, sondern auch weniger nicht erneuerbare Rohstoffe verbrauchen und vor allem weniger Müll produzieren. Ich sage nur: Mini-Käsestücke, die in Plastik eingepackt in einer Plastiktüte angeboten werden. Haben Sie mal geschaut, wie viel Müll nach dem Auspacken der Käsestückchen auf dem Küchentisch liegt? Da kann einem richtig schlecht werden. Nicht umsonst gibt es in Berlin nun einen Supermarkt, der komplett auf Verpackung verzichtet.

Leider musste ich am Ende besagten Tages feststellen, dass die Umweltfreundlichkeit meiner Tochter auch ihre Grenzen kennt. Denn was packte sie, ohne mich zu fragen, in unseren Einkaufswagen im Supermarkt? Eine Tüte Gummibärchen, in denen wiederum zehn Mini-Tüten Gummibärchen eingeschweißt waren.

»Brauchst du die wirklich?«, fragte ich in der Hoffnung, sie wäre jetzt eigentlich komplett yogisch infiltriert.

»Aber Mama«, antwortete sie mir mit ernstem Blick. »Gummibärchen braucht jedes Kind.«

Weil wir spüren, wie gut die Karma-Regeln funktionieren

Die Hindu gehen davon aus, dass wir so lange im Kreislauf von Geburt, Tod und Wiedergeburt (Samsara) gefangen sind, bis wir uns dank der Erleuchtung (Moksha) davon befreit haben.

Einen Weg zu dieser Erlösung stellen, das ist ja klar, die vier verschiedenen Yogawege dar: Bhakti Yoga, Jnana Yoga, Raja Yoga und das Karma Yoga. So versuchen die Anhänger des Bhakti Yoga, durch Liebe und Hingabe zum Göttlichen eine reine Liebe zu entwickeln, die sie zur Erleuchtung führt. Wohingegen die Verfechter des Jnana Yoga probieren, durch Wissen aus dem Samsara-Kreislauf auszubrechen. Sprich, erst wenn sie sich von Avidya, dem Nicht-Wissen, befreit haben, müssen sie nicht mehr wiedergeboren werden. Was eine ganze Weile dauern kann. Doch so haben sie zumindest die Gelegenheit, etliche Lebensformen auszuprobieren. Ich meine, wer von Ihnen hat die Welt schon mal aus der Sicht einer Ameise gesehen? Das Raja Yoga verlässt sich bei dem Ausbruch aus Samsara ganz auf den achtgliedrigen Yogaweg, an dessen Ende Samadhi, ein übernatürlicher Sinneszustand, steht, in dem sich alle Dualität auflöst und unsere individuelle Seele (Atman) mit der Weltseele (Brahman) eins wird. Dahingegen setzt das Karma Yoga ganz auf die bekannte Theorie, dass jede Tat (Karma) eine Folge hat, die sich, wenn nicht in diesem Leben, dann doch im nächsten zeigen kann. Es gibt also keinen göttlichen Richter, der mit Zepter in der Hand über uns thront und entscheidet, ob wir gut oder böse sind, sondern es ist allein der Gesetzmäßigkeit des Karmas geschuldet, wann und ob wir wiedergeboren werden. Wobei es ganz gleich ist, ob uns bei unserem Tod noch gutes oder schlechtes Karma anhaftet. Denn erst wenn wir komplett frei von Karma sind, werden wir nicht mehr wiedergeboren und sind von diesem ewigen Kreislauf der Wiedergeburt erlöst.

Cool, dann kann ich mich ja ab jetzt total schlecht benehmen. Ich werde ja so oder so wiedergeboren, meinen Sie? Ja, das stimmt. Doch sollten Sie sich das mit dem fiesen Benehmen noch mal gut überlegen, denn wenn es blöd läuft, könnte es sein, dass Sie dann beim nächsten Mal als Eintagsfliege auf die Erde kommen und Jahrtausende warten dürfen, bis Sie als Mensch wiedergeboren werden.

Ja, das hört sich etwas verworren an, ist es aber nicht. Denn wir alle haben im Kleinen schon oft gemerkt, wie gut die Karma-Regeln funktionieren.

Ich gebe Ihnen dafür mal ein Beispiel: Letztens stand ein junges Mädchen verzweifelt an der S-Bahn, weil ihr zehn Cent fehlten, um eine Fahrkarte zu kaufen. Da ein Kontrolleur bereits am Bahnsteig stand und in Berlin sowieso extrem scharf kontrolliert wird, wusste sie nicht so recht, wie sie jetzt wieder nach Hause kommen sollte. Also habe ich ihr die zehn Cent geschenkt, denn das ist echt nicht die Welt. Dafür kann man sich noch nicht mal einen anständigen Lutscher kaufen.

Just drei Tage später stand ich in der U-Bahn und hatte – vergesslich wie ich bin – keine Fahrtkarte gekauft. Und gerade, als der Kontrolleur mich nach meinem Fahrschein fragen wollte, sagte ein netter älterer Herr neben mir: »Die junge Dame fährt auf meiner Karte mit« – was bei einer Monatskarte in Berlin am Wochenende zum Glück geht.

Zufall? Kann sein. Glaub ich aber nicht. Und deshalb werde ich, wenn demnächst jemandem zehn Cent für eine Fahrkarte fehlen, wiederum freudig den Geldbeutel zücken. Es ist schön zu helfen, und es kommt ja sowieso zurück!

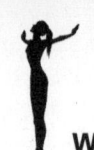

Weil wir die Kraft der Berührung neu entdecken

Eigentlich wissen wir alle, wie heilend Berührungen sind. Warum würden wir ansonsten unser Kind in den Arm nehmen, wenn es hingefallen ist, oder die Freundin feste drücken, wenn der Ex mit seiner neuen Flamme wortlos an ihr vorbeistolziert ist?

Doch ich musste erst mit dem Yoga anfangen, um mir klar zu werden, wie viel Kraft in einer Berührung steckt. Und damit meine ich jetzt nicht irgendwelches obskure Handauflegen, bei dem jemand leise eine Formel vor sich hin murmelt, und schwupp, schon kann der Lahme wieder gehen. Nein, ich meine die ganz normalen, langweiligen Berührungen, die wir täglich erleben, jedoch überhaupt nicht mehr wertschätzen. Wenn ich zum Beispiel einen meiner Schüler dazu bringen will, dass er nicht hektisch ein- und ausatmet, sondern sich Zeit beim Atmen lässt, reicht es meist schon, dass ich ihm sanft, aber kraftvoll eine Hand auf den Rücken lege, und schon beginnt der Atemrhythmus des anderen, automatisch langsamer zu werden und sich dem meinen anzupassen. Und das nicht, weil ich eine Superman-Hand habe, die ganz besonders sensibel ist, sondern einfach nur, weil ich versuche, die Kraft der Berührung zu aktivieren. Eine Fähigkeit, die wir alle haben und trainieren können.

Auch im Savasana, wenn die Schüler von der Praxis müde mit geschlossenen Augen auf ihrer Matte liegen, spüre ich immer wieder, wie viel leichter es ihnen fällt, endgültig loszulassen, wenn ich meine Hände auf ihre Stirn lege oder seitlich sanft gegen die Schläfe presse.

Vielleicht, weil es sie beruhigt, vielleicht, weil sie sich nicht alleine fühlen, ich weiß es nicht. Ich spüre immer wieder nur, dass es funktioniert. Natürlich auch bei mir. Ein weiterer Grund, warum ich so gerne zum Yoga gehe.

Weil wir die Chancen und nicht die Hindernisse im Leben sehen

Geht nicht, gibt es nicht. Das dachte ich schon als Kind. Und noch immer fällt es mir schwer, Grenzen oder Misserfolge hinzunehmen. Und immer noch versuche ich, durch eine Extra-Portion Anstrengung das Unmögliche möglich zu machen. Manche nennen es auch Trotz oder Widerborstigkeit. Kann sein. In jedem Fall ist es mir schon immer schwergefallen, ein Nein einfach hinzunehmen. Weshalb ich alles daransetze, um meinen Willen zu bekommen.

Mein Mann ist da komplett anders gestrickt. Er ist eher der Genießer-Typ. Weshalb er es auch für unnötig hält, Yoga zu praktizieren. Dabei würde ihm manchmal ein wenig Feuer unter dem Hintern auch ganz guttun. Denn zu viel Trägheit verhindert die Weiterentwicklung. Derer unser Kater wohl nicht mehr bedarf.

Ich habe wirklich noch nie ein Tier gesehen, das so mit sich und der Welt im Reinen ist und sich dermaßen ungestört und zufrieden die Sonne auf den Bauch scheinen lässt. Reines Sattva also. Ungefiltert.

Laut der indischen Philosophie ist Sattva eines der drei Gunas, aus dem die Ur-Substanz besteht, die Natur Prakriti. Die beiden anderen sind Tamas, die Trägheit und Dunkelheit, und Rajas, die Aktivität und das Feuer, die bei mir anscheinend vorherrschen. Weshalb ich immer eher nach vorne presche, als stehen zu bleiben.

In der hinduistischen Glaubenslehre werden diese drei Gunas von drei Göttern verkörpert, die gemeinsam die Trimurti bilden, ähnlich der göttlichen Trinität im Christentum. Nur dass diese hier nicht aus Gottvater, Sohn Jesus Christus und dem Heiligen Geist besteht, sondern aus Brahma, dem Schöpfer (Sattva), Vishnu, dem Erhalter (Raja), und zu guter Letzt Shiva, dem Zerstörer (Tamas).

Doch nicht nur die Ur-Materie, sondern auch die Menschen bestehen aus diesen drei Gunas, wobei selten alle im Einklang sind, sondern meistens – so wie bei mir recht eindeutig – eines der drei Gunas vorherrscht. Ziel des Yoga ist es, unter anderem durch das richtige Verhalten, die richtige Ernährung und die Meditation das Sattva zu stärken und so die anderen beiden Bösewichte Rajas und Tamas beherrschen zu können. Denn nur dann können wir als Yogi auch bei Samadhi, der absoluten Versenkung, ankommen.

Okay, das hört sich jetzt wieder wahnsinnig kompliziert und theoretisch an. Was heißt das jedoch für unser ganz alltägliches Leben?

Ganz einfach: Dass ich, der typische Rajas-Mensch, nicht immer nur verbissen einem Ziel hinterherrenne und mich als Versager fühle, wenn ich es nicht erreiche, sondern dass ich lerne, auch jedes vermeintliche Scheitern als Chance zu begreifen. Im Umkehrschluss sollte mein eher tamasischer Mann nicht immer jede Herausforderung als Anstrengung sehen, sondern als willkommene Chance zur Weiterentwicklung. Damit wir irgendwann beide zusammen in der ewigen Glückseligkeit schweben können.

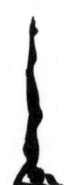

76. GRUND

Weil wir die Vielfältigkeit des Lebens wieder zu schätzen lernen

Recht haben ist in unserer Gesellschaft ja ein großes Thema. Denn wer recht hat, der ist auch der Bestimmer. Denkt man zumindest. Dabei verpasst man einiges, wenn man immer nur auf seiner Meinung besteht – glauben Sie mir nur, ich weiß, wovon ich spreche. Denn ich bin ein Profi, was die Rechthaberei angeht.

Was ich über das Yoga dachte, habe ich Ihnen ja schon erzählt. Und wenn ich darüber nachdenke, dass ich es vielleicht nie im Leben für mich entdeckt hätte, wird mir richtig schlecht. Doch wenn ich nicht ausnahmsweise den Rat von jemand anders, in diesem Fall meiner Hebamme, befolgt hätte, würde ich Yoga noch immer für eine esoterische Aerobic-Variante halten.

Ein anderes Beispiel: Mein Mann dachte sein Leben lang, blonde Frauen wären nichts für ihn. Weshalb er auch bei unserem Kennenlernen mir nichts, dir nichts die Party verließ. Denn warum sollte er sich auch weiter mit mir unterhalten? Blonde Frauen waren ja nichts für ihn. Ja stellen Sie sich vor, ich wäre ihm nicht hinterhergerannt, dann hätte er nie erfahren, welche Vorteile Blondinen haben.

Jeder von uns kennt solche Beispiele. Doch trotzdem halten wir an unseren Vorurteilen fest, weil es sich dadurch häufig einfacher durchs Leben gehen lässt.

Wenn wir jedoch im Sinne des Yoga tolerant sind, werden wir nicht nur viel friedlicher zusammenleben, sondern auch viele Dinge entdecken, die wir ansonsten übersehen hätten. So wie mein Mann mich blondes Mädchen. Und das wäre doch wirklich schade gewesen!

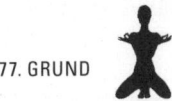

77. GRUND

Weil wir erkennen, dass Zufriedenheit nicht käuflich ist

Wir können viele Dinge im Leben kaufen: teure Klamotten, luxuriöse Fernreisen oder ein dickeres Auto als der Nachbar. Aber zufrieden werden wir deshalb noch lange nicht. Im Gegenteil. Viel eher sitzen wir mit frisch pedikürten Fußnägeln am Strand von Malibu und fragen uns, wo es nur bleibt, das verdammte Wohlgefühl, wie wir es aus den Werbeprospekten kennen und das sich offenbar bei allen außer bei uns einstellt.

Das sind gleich zwei Denkfehler. So habe ich kürzlich in einer Frauenzeitschrift gelesen, dass die meisten Trennungen nach dem Urlaub geschehen. Was ein eindeutiges Zeichen dafür ist, dass diese Zeit selten so harmonisch verläuft, wie es uns in der Werbung vorgegaukelt wird.

Außerdem: Wenn Sie schon zu Hause unzufrieden sind, warum sollten Sie es im Urlaub plötzlich nicht mehr sein? Sie haben sich ja mitgenommen.

Überhaupt machen wir uns heute alle viel zu viel Stress mit dem Zufriedensein und geben immer wieder ein Heidengeld für den neusten Glücksratgeber, das Besser-leben-Seminar, die vielversprechende Entspannungs-CD aus, nur um endlich im Land der dauerhaften Zufriedenheit anzukommen. Und wenn das nicht funktioniert, legen wir noch ein Wellness-Wochenende obendrauf, denn dann wird sie schon kommen, diese verdammte Zufriedenheit.

Vergessen Sie's. Das Geld können Sie sich sparen. Zufriedenheit gibt es leider nicht als Zehnerpack im Supermarkt zu kaufen. Das wäre auch zu einfach. Nein, Ihre Zufriedenheit müssen Sie sich schon selbst kreieren. Womit wir auch schon wieder bei den Kleshas wären, die uns immer wieder davon abhalten, ein zufriedenes Leben zu führen.

Den größten Schuldigen der fünf stellt dabei Avidya, unsere Unwissenheit, dar, durch die wir daran gehindert werden, unser eigentliches Selbst zu sehen. Denn unser Selbst wird laut dem Buddhismus nicht etwa von unseren Gedanken, Gefühlen oder Erfahrungen geprägt. Nein, es liegt in etwas viel Höherem begründet und vor lauter Denken, Fühlen und Meinen erkennen wir uns nicht. Doch erst, wenn wir dieses eigentliche Selbst, Atman, erkennen und bereit sind, an eine individuelle Seele zu glauben, die mit der Weltseele verbunden ist, dann können wir zufrieden werden.

Puh, nicht ganz einfach, denn selbst wenn wir unsere Unwissenheit erkennen, spüren wir eine Form des Eingeschränktseins, die sich in Unzufriedenheit, Trauer und Angst ausdrücken kann. Weshalb wir dieses Unbehagen, Dukkha, auch nur überwinden können, wenn wir unsere Unwissenheit (Avidya) ablegen.

Doch wie?

Natürlich indem wir uns von unseren beiden bösen Gunas – Tamas (Schwerfälligkeit) und Rajas (Übereifer) – verabschieden und immer mehr Sattva anhäufen. Und das geht leider nicht, indem wir faul am Strand liegen und frustriert ein Eis nach dem anderen in uns reinschaufeln, sondern nur durch – wer hätte es gedacht – Asanas, Atemübungen und Meditation.

Denn wer Yoga lange genug praktiziert, dem wird es möglich sein, die Gegensatzpaare (Dvandva) wie die beiden Gunas Tamas und Raja hinter sich zu lassen und komplett in sich zu ruhen.

Also, runter vom Strandtuch und ab auf die Yogamatte. Das ist hilfreicher als alle Ratgeber, Coachings und Strandurlaube zusammen.

78. GRUND

Weil wir lernen, das rechte Maß zu finden

Patanjali sagt in seinem »Yogasutra«: »sthira-sukham-āsanam« – jede Asana soll fest (sthira) und bequem (sukham) sein. Hört sich mal wieder ganz schön kompliziert an, dabei ist es ganz leicht zu verstehen.

Denn im Grunde meint Patanjali damit nur, dass wir bei der Ausübung von Yoga immer die richtige Balance zwischen Entspannung und Anspannung bzw. Anstrengung finden sollen. Also dass ein Mensch, der sich tendenziell immer zu viel abverlangt, beim Yoga nicht dauernd die komplizierteste Variante der Übung wählen soll, sondern sich entgegen seinem eigentlichen Naturell für die leichtere, dem Körper aber besser bekommende Übung entscheiden sollte. Wohingegen ein gemütlicher, eher fauler Mensch, der eigentlich am liebsten sofort in Savasana liegen würde, sich dafür ruhig einmal an der schwereren Variante versuchen sollte.

Wenn wir uns an diesen Ratschlag des großen Meisters halten, dann wird die Yoga-Praxis am Ende auch das sein, was sie sein soll: entspannend und stärkend für Geist und Körper.

Patanjalis Satz gilt jedoch nicht nur für unsere Yogapraxis, sondern ebenso für unsere Lebensführung. Denn auch dort gilt es, als Yogi die richtige Mischung aus Ehrgeiz und Muse zu finden.

Wie bereits gesagt: Ich bin eher der getriebene Typ, dem es tendenziell immer zu langsam geht. Weshalb ich gerade zu Beginn meiner Yogakarriere auch viel zu schnell von einer Asana in die nächste ging. Was nicht selten dazu führte, dass ich schon in Tadasana, der Berghaltung, stand, während der Rest der Schüler noch dabei war, seine Sonnengrüße zu absolvieren. Meine Lehrerin schaute mich jedes Mal strafend von vorne an und flüsterte mir leise »sthira sukha« zu.

Mittlerweile habe ich meine Schnelligkeit ganz gut im Griff, ja in manchen Momenten gelingt es mir sogar, die Langsamkeit der Bewegungen zu genießen. Doch noch viel besser ist, dass ich es geschafft habe, mich auch im Leben zu zügeln. So kann ich heute in Situationen, in denen ich früher hektisch und unruhig geworden wäre, dank des Yoga ruhig und gelassen bleiben. Was mein Leben einfach enorm stressfrei macht. Für mich und ganz besonders für die anderen.

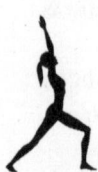

79. GRUND

Weil wir mit Yoga die Welt verändern können

Die Welt verändern – das sind große Worte, ich gebe es zu. Aber warum eigentlich nicht? Braucht es nicht ein paar mehr von uns »naiven« Yogis, die meinen, ihr Handeln könnte tatsächlich zu einer besseren Welt beitragen?

Und hat nicht Mahatma Gandhi mit seinem absoluten Glauben an Ahimsa, die Gewaltlosigkeit, gezeigt, was alles möglich ist, wenn man den Gesetzen der Yogis folgt?

Sicher, wir sind nicht alle Gandhis und nicht jeder von uns wird eine Revolution auslösen, nur weil er Yoga praktiziert. Aber selbst wenn wir nur in unserem engsten Umfeld versuchen, gewaltlos und respektvoll miteinander umzugehen, wird sich schon etwas verändern. Ein kleines Stück weit. Und mit jedem weiteren Yogi kommt Stückchen um Stückchen hinzu.

Kinder lernen am meisten durch Nachahmung. Weshalb ich als Mutter auch versuche, mich immer ganz besonders vorbildlich zu benehmen. Zumindest solange mein Kind sich in meiner Nähe befindet. Natürlich will mir das nicht immer gelingen, und ich ertappe mich nicht selten dabei, wie ich das Messer ablecke oder aus der Schüssel esse, weil es so verdammt verlockend aussieht.

Womit wir auch schon bei der nächsten Sache wären, die ich mir dringend abgewöhnen sollte: das Fluchen. Auch so ein Laster von mir. So wie das Unpünktlich-Sein. Und noch so einige andere, die Ihnen meine Tochter mit Vergnügen aufzählen könnte.

Dafür bin ich jedoch bei anderen Dingen ganz besonders strikt und versuche, meiner Tochter immer wieder zu vermitteln, dass sie mit jedem Menschen respektvoll umgeht, ganz gleich, ob er ein Obdachloser, Professor oder Verkäufer an der Supermarktkasse ist. Wie? Indem ich einen respektvollen Umgang pflege und sie, so hoffe ich, mein Verhalten adaptiert.

Ähnlich müssen wir es auch auf die Gesamtgesellschaft bezogen sehen: Nur wenn wir mit gutem Beispiel vorangehen, werden andere uns nachahmen und folgen.

Ja, auch das mag sich naiv, viel zu idealistisch und optimistisch anhören. Aber es wäre nun verdammt noch mal ein ziemlich erstrebenswerter Zustand. Warum es also nicht einfach versuchen?

Kapitel 8

Tears in Heaven

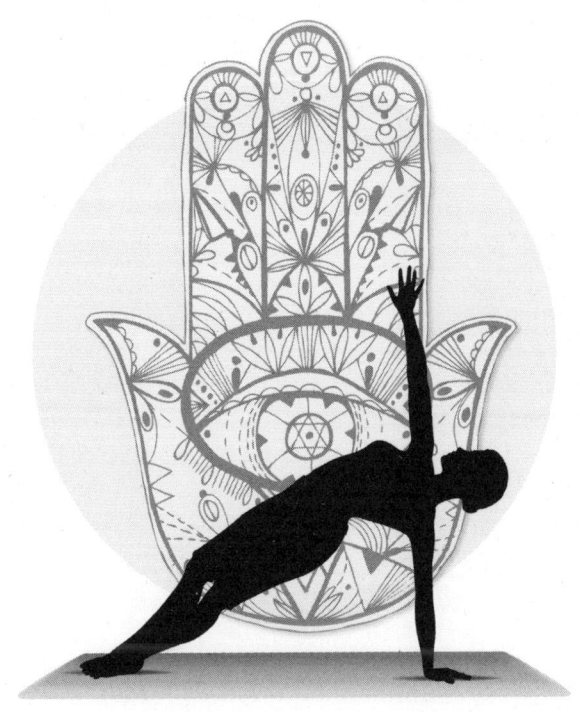

Ich habe keine Angst vor dem Tod.
Ich möchte bloß nicht dabei sein, wenn's passiert.
Woody Allen

Mit dem Tod kommt jeder von uns früher oder später in Kontakt, selbst wenn wir noch sehr versuchen, ihn aus unserer Gesellschaft zu verdrängen. Richtig schlimm wird es aber immer, wenn es jemanden trifft, der eigentlich noch viel zu jung zum Sterben war und dem aufgrund seines Alters noch ein langes Leben zugestanden hätte.

So sind während meiner Oberstufen-Zeit zwei Klassenkameraden kurz nacheinander verstorben. Und auch, wenn ich den beiden nicht nahestand, hat mich die Tatsache, dass Menschen meines Alters so schnell aus dem Leben scheiden können, zutiefst getroffen.

Wer schon einmal auf einer Beerdigung eines jungen Menschen war, der weiß, dass diese vollständig anders sind als jene, die wir von unseren Großeltern kennen: bunter, mit viel mehr Menschen und häufig auch mit der Musik, die man mit demjenigen verbindet. »Tears in Heaven« war eines der Lieder, die auf der Beerdigung meiner Klassenkameradin gespielt wurden. Weshalb ich jetzt immer für einen kurzen Moment an sie denken muss, wenn ich dieses Lied höre.

Eric Clapton, der das Lied gesungen und komponiert hat, versuchte mit diesem Song selbst, einen schrecklichen Schicksalsschlag zu verarbeiten: den plötzlichen Tod seines vierjährigen Sohnes Conor, der 1991 aus dem Fenster im 53. Stock eines Hochhauses stürzte. Allein schon wenn ich daran denke, läuft mir ein Schauer den Rücken herunter. Aber der Tod ist nun mal leider eine Tatsache, die wir nicht aus dem Leben verbannen können. Und früher oder später wird es auch uns treffen.

Im Yoga versuchen wir, uns am Ende jeder Stunde mit Savasana, der Totenhaltung, auf das Sterben vorzubereiten – was sich im ersten Moment wahnsinnig abschreckend anhört. Dabei geht es lediglich darum, in dieser absoluten Ruhehaltung, in der wir mit ausgebreiteten Armen und geschlossenen Augen auf dem Rücken liegen, sowohl im Geist als auch im Körper vollständig loszulassen. So wie wir es auch tun müssen, wenn wir sterben. Ganz gleich, in was wir dann hineinfallen. Womit wir auch schon bei dem nächsten Grund für meine Yogaliebe wären.

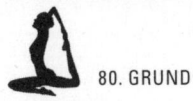

Weil wir lernen, uns der Endlichkeit des Lebens zu stellen

Mir ist Savasana immer ganz besonders schwergefallen. Nicht nur, weil ich ein absoluter Kontrollfreak bin, sondern auch, weil ich durch diese absolute Ruhe komplett auf mich zurückgeworfen bin. Es hat wirklich lange gedauert, bis ich mich mit dieser Haltung angefreundet habe. Doch mittlerweile ist sie für mich die schönste Asana, die es gibt.

An manchen Tagen gelingt es mir besser als an anderen, in Savasana zu entspannen. Viel wichtiger ist jedoch, dass ich nicht mehr versuche, mich von meiner eigenen Endlichkeit durch ein ständiges In-Bewegung-Sein abzulenken, sondern dass ich durch Übungen wie Savasana lerne, innezuhalten und mir immer wieder diese Endlichkeit vor Augen zu halten.

Das mag sich im ersten Moment grausam anhören, ist es aber nicht. Denn je bewusster wir uns unserer geringen Zeit auf diesem hübschen blauen Planeten sind, umso bewusster nutzen wir die Zeit, die uns bleibt, für die Dinge und Menschen, die uns wichtig sind. Auch in diesem Punkt zeigt sich mal wieder, dass Yoga nicht einfach nur eine körperliche Ertüchtigungsübung ist. Denn im Gegensatz zu Sportarten wie Joggen, Fußball oder Schwimmen versuchen wir beim Yoga nicht nur, uns auszupowern, damit wir besser schlafen oder herunterkommen können, sondern uns auch immer wieder aufs Neue auszuhalten. Mit allen Ängsten, Sorgen und Problemen. Denn durch die ganzen tagtäglichen Ablenkungen wie Smartphone, Internet oder Radio wissen wir manchmal gar nicht mehr, wie es ist, mit sich und seinen Gedanken allein zu sein.

Auch mir, obwohl ich schon seit Jahren Yoga übe, fällt es zu Beginn des Urlaubs immer wieder schwer zu entspannen. Denn meistens bin ich noch so in meinem tagtäglichen Erledigungsrhythmus gefangen, dass ich noch gar nicht bereit bin, still zu sitzen. Doch wenn ich dann schlussendlich loslasse und einfach nur bin, dann spüre ich nach einer Weile eine Ruhe, die erholsamer nicht sein könnte.

Weil wir durch das Yoga ein Stück weit die Angst vor dem Tod verlieren

Ich werde sterben. So wie jeder Mensch. Das ist eine Tatsache, die sich nicht wegreden lässt. Doch ich kann mich entscheiden, wie ich mit diesem Fakt umgehe.

Viele Menschen versuchen, ihre Angst vor dem Tod in den Griff zu bekommen, indem sie alles daransetzen, den Verfall ihres Körpers aufzuhalten. Und wahrscheinlich würden sie alles Geld der Welt für ein Bildnis wie das des Dorian Gray ausgeben, das an ihrer Stelle altert. Doch auch ein noch so getuntes Äußeres, das dank Botox und Schönheitsoperationen makellos erscheint, kann uns nicht vor dem Tod retten.

Andere wiederum versuchen, sich durch besonderen Ehrgeiz von dieser Tatsache abzulenken, und hoffen, dass sie zumindest durch ihre Arbeit ein Stück weit unsterblich werden. Leider vergessen sie dadurch häufig, ihr Leben zu genießen und schlicht und ergreifend zu leben.

Im Yoga ist es genau umgekehrt: Durch die Totenstellung, Savasana, rufen wir uns den Fakt, dass wir sterben, immer wieder ins Gedächtnis. Nicht etwa, um uns selbst zu quälen, sondern damit wir die uns bleibende Zeit auch ganz bewusst nutzen.

Doch nicht nur das: Durch das absolute Loslassen, das wir im Savasana praktizieren, spüren wir auch, dass es mehr gibt als unseren Geist und Körper, etwas Unverständliches, das außerhalb von unserem physischen und psychischen Körper liegt: die unsterbliche Weltseele, Atman, zu der wir alle, tot oder lebendig, gehören. Und dass der Tod nur ein Aspekt unseres Lebens ist, den wir hoffentlich nicht fürchten müssen.

Weil wir das Sterben wieder in unsere Gesellschaft integrieren

Früher wurden die Menschen noch zu Hause aufgebahrt, damit man sich angemessen von ihnen verabschieden konnte. Heute haben nur noch wenige Menschen überhaupt die Chance, daheim zu sterben. Die meisten verlassen unsere Erde im Krankenhaus, einem Ort, der unpersönlicher nicht sein könnte.

Denn auch wenn die Krankenhäuser mit Palliativmedizin und Hospiz-Einrichtungen versuchen, diese letzte Lebensphase möglichst schmerzfrei und erträglich zu gestalten: Persönlich ist das nicht. Und wenn die Krankenschwester sich an deinem Todestag dann noch mit ihrem Freund gestritten hat, dann sieht es richtig schlecht für dich aus. Dann streicht sie dir vielleicht im Vorbeigehen einmal über den Kopf und das war's dann. Tschüss und Au revoir.

Bei einem Patienten zu bleiben, ihn zu betreuen oder einfach nur für ihn da zu sein, dafür ist allein schon aufgrund des Personalmangels im Krankenhaus überhaupt keine Zeit mehr.

Das hört sich jetzt wahnsinnig zynisch an, aber wer von Ihnen schon mal eine Zeit lang im Krankenhaus verbracht hat, der weiß, wovon ich spreche. Und auch wenn es natürlich immer löbliche Ausnahmen gibt, gibt es einfach viel zu wenig Ärzte, Pfleger und Pflegerinnen, als dass sie eine wirklich persönliche Betreuung leisten könnten. Und so kommt es einem in manchen Momenten so vor, als befände man sich in einer Abfertigungshalle und nicht in einem Krankenhaus, das dafür gebaut wurde, um Menschen zu helfen.

Als meine Oma im Krankenhaus gestorben ist, hatte man es so eilig, sie loszuwerden, dass mein Vater und meine Mutter sich in einer Abstellkammer von ihr verabschieden mussten. Würdeloser kann man es sich ja wohl kaum vorstellen. Und diese Menschen, die so mit einem Menschen umgehen, sollen diejenigen sein, mit denen ich die letzten zehn Minuten meines Lebens verbringe? Nein danke! Ohne mich. Doch wie kann man es ändern, dass so respektlos mit Sterbenden und Verstorbenen umgegangen wird?

Indem wir den Tod wieder zurück in unsere Gesellschaft holen und nicht betreten zu Boden schauen, wenn es um das Thema Krankheit oder Sterben geht. Und indem wir dank des Yoga die Furcht davor ein Stück weit verlieren. Denn nur wer Angst vor dem eigenen Sterben hat, versucht, alle Kranken und Sterbenden aus seinem Umfeld zu verbannen. Wenn wir aber lernen, mit dieser Angst umzugehen, dann können wir auch wieder achtsam umgehen mit denen, die gehen. Zu denen, und das ist gewiss, auch wir eines Tages gehören werden.

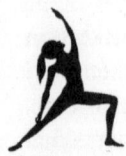

83. GRUND

Weil wir lernen, Schmerz auszuhalten und als Teil des Lebens zu akzeptieren

Kein Mensch steht auf Schmerz, auch ich natürlich nicht. Aber im Gegensatz zu früher habe ich dank des Yoga gelernt, ihm gelassener entgegenzutreten. Das hört sich jetzt schon wieder nach einer richtig blöden Glückskeks-Weisheit an. Deshalb versuche ich, es lieber anhand eines praktischen Beispiels noch einmal genauer zu erklären.

Falls eine von Ihnen Mutter ist, weiß sie, welche Schmerzen mit einer Geburt einhergehen und dass sie trotz der tollen Erfindung der Periduralanästhesie, auch bekannt als PDA, kein Zuckerschlecken ist. Vielleicht ist bei mir auch einfach nur etwas komplett falsch gelaufen, ich weiß es nicht. In jedem Fall hatte ich in der letzten Phase der Geburt, die ja auch den schönen und nicht minder abschreckenden Namen Austreibungsphase trägt, das Gefühl, mein A… würde platzen. Und zwar jetzt sofort.

Wenn ich mir konkret vor Augen halte, wo das Kind überall lang muss, bevor es da unten herauskommt, weiß ich auch warum. In jedem Fall lag ich dort in meinem Krankenhausbett und wurde von einer Wehe nach der anderen übermannt, abgewechselt von kurzen erholsamen Pausen der absoluten Schmerzfreiheit. Zu Beginn schon habe ich mich in den Ruhephasen verspannt, weil ich nicht vergessen konnte, dass die ganze Chose gleich wieder von vorne losgehen würde. Doch irgendwann, nach einer gefühlt endlosen Zeit, habe ich mich endlich darauf besonnen, dass ich als Yogini mal anfangen sollte, mich immer nur auf den Moment und nicht schon auf die nächste Mörder-Wehe zu konzentrieren. Und siehe da: Alles wurde ein wenig einfacher, allein schon, weil ich die Pausen zur Entspannung nutzte und auch nicht mehr bei jeder Wehe gleich in Panik geriet, sondern mich ganz langsam, Wehe für Wehe, vorarbeitete.

Ich versuche, das auch meinen Schwangeren in den Yogaklassen zu vermitteln, indem ich sie die Arme mit geballten Fäusten und Daumen raus zur Seite strecken lasse und sie danach auffordere, mit den Händen Achten in die Luft zu zeichnen. Eine kinderleichte Übung, die nach und nach aber ganz schön in die Oberarme geht. Doch entgegen dem Impuls, die Arme nach unten zu nehmen, die Schultern nach oben zu ziehen oder gar die Zähne zusammenzubeißen, fordere ich sie auf, loszulassen. Und zwar nicht nur im Gesicht, sondern überall, am ganzen Rest des Körpers, der nicht von der Anstrengung betroffen ist. Sie sollen versuchen, der Anstrengung mit Gleichmut entgegenzutreten, anstatt ein großes Drama daraus zu machen, damit sie sich später beim Geburtsvorgang hoffentlich wieder an diese Technik erinnern und weniger Schmerzen erleiden müssen als ich zu Beginn.

Doch nicht nur bei der Geburt, auch im Alltag hilft uns dieser Gleichmut, den wir in jeder Yogastunde trainieren. Denn ein Leben ohne Schmerz wird leider keiner von uns erleben. Aber wir können versuchen, uns nicht in diesen Schmerz hineinzusteigern, sondern ihn in unser Leben zu integrieren und als Teil des Lebens zu akzeptieren. Denn wenn wir den Schmerz an sich schon nicht beseitigen können, so können wir zumindest an unserem Umgang damit arbeiten.

84. GRUND

Weil wir merken, dass die Welt nicht untergeht, wenn sie kopfsteht

Kinder stehen auf Routine. Ich merke das bei meiner siebenjährigen Tochter jeden Tag. Kaum gibt es anstelle eines Toasts morgens Brötchen zum Frühstück, wird sie ganz nervös. Und als wir das erste Mal Pizza bestellt haben, hat sie nur hysterisch geschrien: »Die muss noch in den Ofen, die muss noch in den Ofen.« Nur, weil wir sie ansonsten immer selbst gemacht haben.

Auch ich bin kein großer Freund von Veränderung. Weswegen der Asiate unseres Vertrauens am Telefon auch schon immer sagt: »Ohne die Nummer 41 ist keine Bestellung vollständig.« Es handelt sich dabei übrigens um Hühnchen und Gemüse in Erdnusssoße – ich liebe es eben einfach.

Aber: Ich kann auch verstehen, dass mein Mann nicht jeden Sommer in die gleiche Finca auf Mallorca fahren will. Obwohl sie, ganz unter uns, wirklich der schönste Ort ist, den ich kenne.

Wahrscheinlich stehe ich deshalb so auf Yoga, weil man im Grunde immer aus einer gleichen Anzahl von Übungen schöpft und sich so nach einer Weile eine gewisse Routine einstellt.

Einzig allein mit dem Kopfstand tue ich mich, wie bereits erwähnt, noch immer schwer. Wahrscheinlich auch, weil ich dabei die Welt nicht mehr aus meiner gewohnten Perspektive, sondern im wahrsten Sinne des Wortes auf dem Kopf stehend, sehe und ich wie gesagt kein großer Freund von Veränderungen bin.

Andererseits ist das Leben eine Anhäufung von Ausnahmesituationen. Denn nur selten läuft etwas so wie geplant. Weshalb es auch gut ist, die Welt im Yoga auch mal aus einer anderen Perspektive zu sehen und zu merken, dass sie trotzdem nicht gleich untergeht.

85. GRUND

Weil wir lernen, uns selbst auszuhalten

»Ich mag mich so, wie ich bin.« Dieser Satz kommt uns schnell über die Lippen. Aber meinen wir es auch so? Finden wir nicht immer wieder tausend äußere oder innere Gründe, um an uns herumzumäkeln? Ein dicker Po, zu kurze Beine, grottenschlechtes Englisch und überhaupt keine Ahnung von Politik. Ständig hadern wir mit unserem Ich. Und auch wenn Sie sich nach zwei Yogastunden sicherlich nicht freudestrahlend auf die Schulter klopfen werden, weil Sie sich so super fühlen, so werden Sie doch mit der Zeit lernen, sich selbst besser auszuhalten.

Hm, das mache ich doch schon den ganzen Tag, denn leider kann ich ja nur schwerlich vor mir selbst wegrennen, denken Sie jetzt vielleicht. Ja, aber kennen Sie nicht diese Momente, in denen man wütend auf sich selbst ist, nur weil man nicht bereit ist, die eigenen Grenzen und Schwächen zu akzeptieren? Momente, in denen man am liebsten aus seiner eigenen Haut fahren und vor sich selbst wegrennen würde? Ich kenne sie nur zu gut. Und habe durch das Yoga gelernt, mich in diesen Momenten wieder herunterzufahren. Denn in jeder Yogastunde, völlig gleich welcher Richtung und Schule, geht es zum Großteil darum, sich selbst sowohl auf der körperlichen als auch auf der geistigen Ebene auszuhalten und durch die Fokussierung auf den Atem das Drama herauszunehmen.

Ein Beispiel: Wenn ich lange Zeit im Krieger II verbringe, einer klassischen stehenden Yogaübung, bei der man beide Arme hebt, habe ich manchmal das Gefühl, meine Arme fielen ab. Doch anstatt sie dann einfach zu senken und so dem Ganzen ein Ende zu setzen, versuche ich, mich auf meinen Atem zu konzentrieren. Wodurch ich wieder entspanne und nicht mehr gegen meinen eigenen Körper ankämpfe.

Dasselbe kann uns während der Meditation geschehen, wenn Gedanken oder Ängste aufkommen, die wir im Alltag nicht zulassen. Auch hier haben wir zwei Möglichkeiten: uns mit Gedanken an den Einkauf, das nächste Meeting oder den Urlaub abzulenken oder uns endlich diesen Ängsten zu stellen. Doch nur, wenn wir bereit sind, unseren ungeliebten, schwachen Seiten zu begegnen, werden wir endgültig zur Ruhe finden.

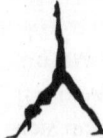

86. GRUND

Weil wir den Fluss des Lebens akzeptieren

Vor und nach jeder Stunde chanten wir – so nennt man das beim Yoga, wenn man singend heilige Verse zitiert wie zum Beispiel das »Om«.

Laut Yoga-Philosophie ist Om das Urwort aller Wörter. Deutlich wird dies, wenn man sich so wie Eckard Wolz-Gottwald in seinem »Yoga-Philosophie-Atlas« das vierteilige Schriftzeichen ansieht, aus dem das Wort Om im Sanskrit besteht. Dabei muss man den Laut O als eine Zusammensetzung aus A und U sehen. Womit nur noch das M und der Punkt über dem Schriftzeichen Om übrig bleiben. Also besteht das Om-Zeichen insgesamt aus vier Teilen. Dabei verkörpert der Laut A den Anfang, die Wachheit, die Geburt. Er wird im

Rachen gebildet. Wohingegen das U, der mittlere Laut des Schriftzeichens, zwischen Rachen und Mund gebildet wird und dementsprechend auch für die Mitte, den Wandel, das Leben steht. Womit wir auch schon beim End-Laut, dem M, wären, der wiederum mit dem Mund gebildet wird und das Ende, das Zur-Ruhe-Kommen, den Tod symbolisiert.

Doch was ist mit dem Punkt über dem Schriftzeichen, dem wir keinen Laut zuordnen können?

Es vereinigt alle drei Laute, den Anfang, den Wandel und die Rückkehr, und eint alles in sich. Es ist quasi der Kreis, der die Trinität Geburt – Leben – Tod bildet und alles in sich vereint.

Diese Trinität findet sich interessanterweise auch wieder in Brahman, der Weltseele, welche laut Hinduismus die drei kosmischen Eigenschaften Schöpfung, Erhaltung und Zerstörung in sich vereint. Symbolisiert werden diese drei Ur-Prinzipien durch die drei großen Götter: Brahma, der Schöpfer, Vishnu, der Erhalter, und Shiva, der Zerstörer, die wiederum gemeinsam die göttliche Trinität darstellen.

Doch um auf unsere Ausgangsfrage zurückzukommen: Warum chanten wir nun also das Om zu Beginn jeder Stunde? Weil wir damit allen Aspekten des Lebens, der Geburt, dem Leben an sich und dem Tod, Respekt zollen und sie als gleichwertige, untrennbare Teile des Lebens akzeptieren.

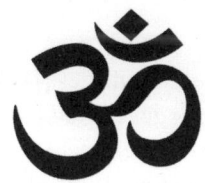

Kapitel 9

Feeling Good

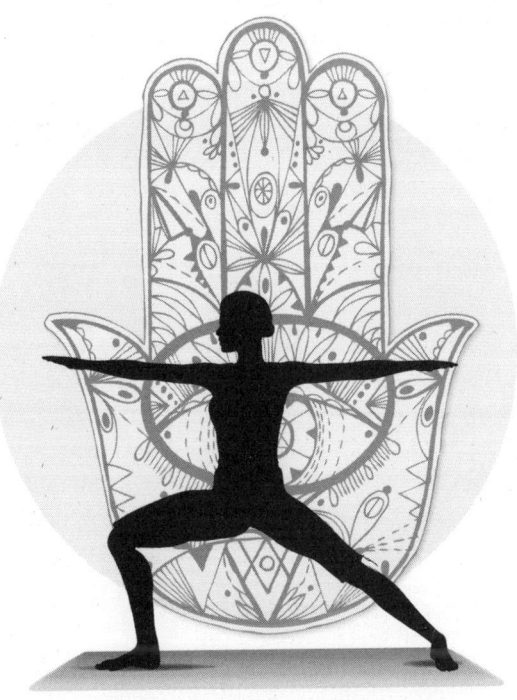

Lokah samastah sukhino bhavantu –
Mögen alle Lebewesen glücklich und frei sein und
mögen meine Gedanken, Worte und Taten ihren Beitrag
zu diesem Glück und dieser Freiheit leisten.

Indisches Mantra

Obwohl der Text dieses Songs so fröhlich ist, durch die tiefe und satte Stimme von Nina Simone hat er auch etwas wahnsinnig Melancholisches, ja fast schon Trauriges an sich. Ich habe immer den Eindruck, dass sie in »Feeling Good« die Schönheit der Welt besingt und zugleich traurig ob deren Vergänglichkeit ist. Womit der Song wieder prima zu unserem Thema Yoga passt, laut dem unser Unglücklich-Sein ja genau aus dieser Dualität des Lebens besteht. Doch hier, in diesem Kapitel, geht es definitiv nur um die sonnige Seite des Yogalebens, über die wir uns ganz einfach nur freuen dürfen.

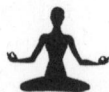

87. GRUND

Weil wir nie wieder eine Diät benötigen

Sehr viele Menschen in meinem Freundeskreis beschweren sich ständig darüber, dass sie einen zu dicken Bauch, Po oder was auch immer haben. Und durchbohren mich mit bösen Blicken, weil ich noch nie eine Diät gemacht habe. Wenn sie mich fragen, was ich für meinen Körper mache, antworte ich eigentlich immer das Gleiche: »Yoga. Und zwar regelmäßig.« Woraufhin die meisten von ihnen nur mit den Augen rollen.

Doch es ist nun mal so. Denn abgesehen vom Yoga bin ich immer noch ein Faultier mit riesengroßem Schweinehund. Aber wenn Sie wie ich regelmäßig zum Yoga gehen, brauchen Sie gleich aus zwei Gründen keine Diät mehr durchzuziehen. Zum einen, weil sich dank der anstrengenden Asana-Praxis Ihre kleinen Fettpölsterchen ganz schnell in Muskeln verwandeln werden, zum anderen, und da wären wir wieder bei einem meiner Lieblingsaspekte, weil Sie lernen, sich selbst in all Ihren Facetten zu akzeptieren, auch mit dem angeblich dicken Hintern. Und demzufolge auch keinem unsinnigen Schönheitsideal mehr hinterherlaufen müssen.

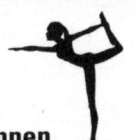

Weil wir jederzeit einen Bikini tragen können

Auch wenn ich mir jetzt den Hass von allen Leserinnen zuziehe: Ich war schon immer dünn. Und werde es vermutlich auch bis zu meinem Lebensende bleiben.

Aber: Bis ich mit dem Yoga begonnen habe, waren auch meine Bauchmuskeln so schwach, dass ich keinen einzigen Sit-up hinbekommen habe.

Ich kann mich noch sehr gut daran erinnern, wie sich meine Sportlehrerin in der 9. Klasse, als ich mit angewinkelten Beinen auf dem Rücken lag, auf meine Füße stellte und mich vehement dazu aufforderte, nun endlich mit dem Oberkörper hochzukommen. Was leider nicht funktionierte, da ich wie gesagt null Komma gar keine Bauchmuskeln hatte. Was mir keiner glauben wollte. Denn: Ja es gibt ihn, den Nachteil vom Dünn-Sein. Alle Menschen denken, man wäre eine Sportskanone.

Aber zurück zu unserem eigentlich Punkt: dem Bikini. Und ja, wenn Sie Yoga machen, können Sie ihn jederzeit tragen, selbst wenn der Bauch zu Ihren Schwachstellen zählt. Denn dank der Ganzheitlichkeit von Yoga muss Ihr Bauch fast die ganze Stunde über arbeiten und wird nach einer Weile auch dementsprechend aussehen. Das geschieht natürlich nicht von heute auf morgen, aber nach einer Weile, wenn Sie nicht mehr darauf warten, ja nicht mehr damit rechnen, wird es geschehen. Und Sie werden sich nie wieder im Sommer darüber ärgern, dass Sie im Winter keine Sit-ups gemacht haben.

Weil der Rücken nicht mehr zwickt

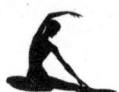

Die meisten meiner Schüler haben Nacken-, Schulter- und Rücken-probleme. Kein Wunder, da fast alle beruflich eine Schreibtisch-tätigkeit ausüben. Dazu noch das bewegungslose Starren auf den Computer, Einkäufe und Getränkekisten, die geschleppt werden müssen, der Koffer, der noch schnell in die Bahn gehoben wird, und zack, schon sind sie da, die allseits beliebten Rückenschmerzen. Die meisten versuchen diese dann durch eine Fehlhaltung zu um-gehen, sprich, sie nehmen eine Körperhaltung ein, die im ersten Moment die Schmerzen lindert, auf lange Sicht jedoch nur noch weitere Schäden hervorruft. Im schlimmsten Fall kann das sogar zu einem »Schongang« führen, den wir ganz besonders häufig bei älteren Menschen sehen: Po raus, Schultern hoch, Rücken und Kopf nach vorne gebeugt, als ob derjenige etwas auf dem Boden suchen würde. Wie ungesund das insbesondere für unseren unteren Rückenbereich ist, kann man sich leicht vorstellen.

Klar, Massagen und warme Bäder tun gut. Ebenso wie das be-währte Kirschkernkissen von der Oma. Aber noch besser sollten Sie Ihr Geld in Yogastunden investieren, die systematisch nicht nur die Rückenmuskulatur aufbauen, sondern durch entsprechende Dehn-übungen auch helfen, die Schmerzen zu lindern.

Bevor ich zum Yoga gegangen bin, hatte ich durch die Arbeit am Computer extrem häufig Nackenschmerzen. Und das, obwohl ich eigentlich immer darauf geachtet habe, gerade zu sitzen. Aber, und das habe ich erst im Verlauf meiner Yogapraxis erkannt, wenn ich mich ganz besonders konzentriert habe, zog ich unbewusst immer die Schultern hoch.

Seitdem ich Yoga mache, achte ich in stressigen Phasen jedoch noch gewissenhafter auf meine Körperhaltung und versuche, be-wusst eine lockere Haltung einzunehmen, sobald ich beginne, wieder die Schultern hochzuziehen. Was sich natürlich sofort auf den Rest des Körpers auswirkt, der automatisch entspannt, indem ich dem Impuls widerstehe, körperlich in Deckung zu gehen. Wodurch ich, na klar, sofort auch weniger gestresst bin.

Sie können übrigens ganz leicht testen, ob Sie entspannt oder gestresst sind. Dafür müssen Sie mit Ihren Lippen einfach eine Art Pferdeschnauben von sich geben. Gelingt es Ihnen, ist alles im grünen Bereich. Wenn nicht, scheinen Sie angespannt zu sein und sollten den Kiefer nach rechts und links bewegen, Lippen voneinander und Zunge vom Gaumen lösen und tief ein- und ausatmen. Sie werden sehen, danach wird Ihnen das Pferdeschnauben ohne Probleme gelingen, weil Sie jetzt nicht mehr die Zähne zusammenbeißen. Einfach und effektiv!

90. GRUND

Weil es ein prima Hilfsmittel gegen alle Arten von Ängsten und Depressionen ist

Eines vorab: Yoga ist natürlich kein Pauschalrezept gegen Depressionen, sondern primär eine gute Ergänzung zu einer fundierten Psychotherapie. Und es kann dabei helfen, einen stabilen Zustand zu erhalten. Aber dass auch der Geist hinsichtlich des körperlichen Wohlbefindens eine Rolle spielt, das geben selbst die gläubigsten Schulmediziner mittlerweile zu und raten deshalb gerade Menschen mit Ängsten und Depressionen zu Sport, um ein besseres und sichereres Körpergefühl zu erlangen. Und ganz besonders gerne zu Yoga.

Warum? Weil Yoga eben keine Sportart ist. Kein stupides und seelenloses Hoch-und-runter-Gehüpfe auf dem Steptrainer, sondern eine Anleitung für ein zufriedeneres Leben, das man dauerhaft nur erlangen kann, indem man Geist und Körper miteinander in Einklang bringt. Was einem dank Asanas und Meditation beim Yoga auch sehr gut gelingt.

In der heutigen Medizin geht man davon aus, dass Asanas, also der körperliche Teil des Yoga, deshalb so gut gegen Ängste und Depressionen wirken, weil diese Bewegungen wie Sport im Allgemeinen dabei helfen, den Serotoninspiegel zu erhöhen. Das hat erst kürzlich eine Forschungsgruppe um Prof. Dr. Henning Budde, Professor für Sportwissenschaft und Forschungsmethodik an der Medical School Hamburg, in einer Mega-Studie herausgefunden. Denn da depressive Verstimmungen häufig durch einen Mangel an Serotonin hervorgerufen werden, ist es ein Ziel bei der Behandlung von Depressiven, diesen wieder bis zu einem gewissen Grad zu erhöhen. Wobei dabei natürlich Antidepressiva, sogenannte Serotonin-Wiederaufnahmehemmer, und eben auch Sport helfen.

Das Tolle an Yoga ist jedoch, dass die Betroffenen sich dank der Praxis nicht nur wieder aktiv bewegen, sondern durch Pranayama und Meditation auch lernen, ihren Körper und Geist selbst herunterzufahren. So werden sie, sobald sie langsam und kontrolliert durch die Nase ein- und ausatmen, sehr schnell spüren, wie ihre Unruhe langsam abnimmt und ihr Atem wieder ruhiger wird.

Die Meditation wiederum hilft uns dabei, uns auf das Hier und Jetzt zu konzentrieren sowie alles Vergangene und Zukünftige für einige Minuten beiseite zu lassen und einfach nur im Moment zu leben. Wodurch sich auch automatisch unser Stress-Level senkt.

Kein Wunder also, dass Therapeuten und Mediziner ihren Patienten immer häufiger zu Achtsamkeitsmeditationen raten. Dabei handelt es sich um eine Form der Meditation, die in den Siebzigerjahren von dem Medizinprofessor Jon Kabat-Zinn an der University of Massachusetts entwickelt wurde und in der es darum geht, durch die Konzentration auf den Moment Stress und Beschwerden zu reduzieren. Und ich kann nur aus eigener Erfahrung sagen, je länger Sie diese Fokussierung auf den Augenblick innerhalb Ihrer Yogapraxis üben, um so mehr wird sich diese Wahrnehmungsweise auch in Ihren Alltag einschleichen und Ihr Leben um ein Vielfaches erleichtern. Weil Sie sich endlich nicht mehr schon lange vorher wegen der anstehenden Prüfung, dem Flug oder Meeting aufregen, sondern sich erst dann damit auseinandersetzen, wenn es an der Zeit ist. Und keine Sekunde vorher.

Weil es die Durchblutung fördert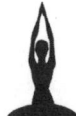

Um vorneweg gleich mit einem Missverständnis aufzuräumen: Der Kopfstand fördert *nicht* die Durchblutung des Gehirns. Auch wenn das viele Yogalehrer gebetsmühlenartig wiederholen. Natürlich hat der Kopfstand jede Menge großartige Effekte, die medizinisch nicht unbedingt belegt sind, sich meiner Erfahrung nach aber deutlich zeigen, so wie die Steigerung des Kronenchakra, also die Förderung der Intuition und des Urvertrauens. Aber eine erhöhte Durchblutung des Gehirns gehört leider nicht dazu.

Denn zum Glück ist unser Körper so schlau, dass es ihm auch im Kopfstand gelingt, unseren Blutfluss recht schnell wieder in sein normales Gleichgewicht zu bringen. Zumindest solange man nicht unter Bluthochdruck leidet, denn wenn die Regulation des Blutflusses eingeschränkt ist, kann es zu einer gefährlichen Belastung der Arterien im Kopf kommen. Also, wenn das bei Ihnen der Fall sein sollte: Bitte keinen Kopfstand üben, sondern sich beim Lehrer nach einer geeigneten Variante erkundigen.

Dynamische oder statische Beinübungen hingegen sind für die Durchblutung sehr förderlich, weil allein schon die Dehnung den Blutfluss anregt.

Wer indes etwas für seine geistige Fitness tun möchte, der sollte lieber meditieren. Oder schlicht und ergreifend lesen.

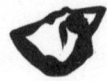

Weil wir viele Giftstoffe loswerden

Detox-Kur, Detox-Diät oder Detox-Kuschelwochenende mit Mann und Hund. Auf alles wird heute noch ein Detox draufgestülpt. Doch was ist eigentlich Detox? Und was hat das alles schon wieder mit Yoga zu tun?

Also, der Begriff »Detox« ist eigentlich nichts anderes als ein neudeutsches Wort für »Entschlackung«. »Schlacken« werden wiederum jene Rückstände genannt, die beim Verbrennen von Steinkohle oder dem Schmelzen von Erz zurückbleiben. Und da unser Körper ja bekanntermaßen weder Kohle noch Erz produziert, sind bei uns damit jene Giftstoffe gemeint, die trotz der reinigenden Funktion der Organe im Körper verbleiben und nur durch besagte Entschlackung ausgeschieden werden können.

Wissenschaftlich belegt ist das nicht. Weder, dass es Schlacken im Körper gibt, noch, dass man Giftstoffe durch bestimmte Ernährung, Fasten oder was auch immer loswerden kann. Aber es ist unumstritten, dass durch Lunge, Darm, Niere, Leber und die Haut automatisch Giftstoffe ausgeschieden werden.

An diesem Punkt setzt das Yoga an. Denn es gibt ganz spezielle Yogaübungen, welche die Funktionen dieser reinigenden Organe anregen sollen, die sogenannten Kriyas, auch Reinigungsübungen. Als die sechs wichtigsten gelten: Tratak (Anstarren eines Gegenstandes), Neti (Nasenspülung), Kapalabhati (Lungenreinigung durch die Feueratmung), Dhauti (Magenreinigung), Nauli (Darmreinigung) und Basti (Enddarmreinigung).

Hört sich ganz schön fies an, was? Aber Sie sollen ja auch nicht alle sechs hintereinander ausprobieren. Abgesehen davon, dass einige, so wie Tratak, ziemlich simpel sind. Einfach in ein bis drei Metern Entfernung vor eine Kerze setzen und gut ist. Zwischendurch sollten Sie immer mal wieder die Augen schließen und das

Nachbild anschauen und dies einige Male wiederholen. So werden die Augen gereinigt und Müdigkeit beseitigt. Die einfache Version dieser Übung haben Sie vielleicht auch schon einmal selbst in einer Yogastunde ausprobiert, wenn Sie aufgefordert wurden, auf Ihre Nasenspitze oder das dritte Auge zwischen den Augenbrauen zu schauen.

Neti, die Nasenreinigung, ist unter Yogis auch weit verbreitet. Wobei es dabei eine harmlose und eine gewöhnungsbedürftige Methode gibt: Bei Methode eins müssen Sie einfach nur lauwarmes Salzwasser durch die Nase rinnen lassen. Am besten mit einem extra dafür angeschafften, kleinen Nasenkännchen. Bei der zweiten Methode hingegen soll man sich einen in Wachs getränkten Baumwollfaden durch die Nase schieben und aus der Kehle herausziehen. Ganz ehrlich: Ich liebe Yoga und alles, was dazugehört. Aber das habe ich noch nie gemacht. Ebenso wenig wie die Magen-, Darm- und Enddarmreinigung, auf die ich auch gar nicht groß eingehen möchte. Eine andere, wirklich beliebte Reinigungsübung jedoch ist Kapalabhati, die Feueratmung. Hört sich aufregend an, ist es aber gar nicht, denn es geht keineswegs darum, das Feuerschlucken zu erlernen, um auf der nächsten Kinderparty als der große Held dazustehen oder wie Grisu, der kleine Drache, alles in Brand zu setzen, sondern lediglich darum, schnell durch die Nase ein- und auszuatmen. Wodurch die Nadis – Sie erinnern sich vielleicht noch, unsere Energiekanäle – gereinigt und die inneren Organe gestärkt werden. Diese Methode ist allerdings nichts für Menschen, die sowieso schon zur Hyperventilation neigen.

Auch die Drehungen im Yoga haben eine reinigende Wirkung auf unsere Organe, wie ich letztens in einer kleine Yogagruppe deutlich merken durfte: Nachdem ich eine Klasse gegeben hatte, auf der ich meinen Fokus auf die Drehung gelegt hatte, begannen im Savasana alle Bäuche wie auf Kommando ordentlich zu rumoren.

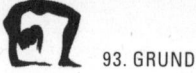

Weil es besser als Paracetamol gegen Kopfschmerzen hilft

Ich, Anthroposophen-Kind, das ich bin, stehe nicht sonderlich auf Medizin. Die einzigen Tabletten, die ich sicherheitshalber immer bei mir trage, sind welche gegen Kopfschmerzen. Zum Glück bin ich nicht der Migräne-Typ und muss somit nicht wie eine Freundin von mir tagelang in abgedunkelten Räumen liegen. Aber sobald das Wetter umschlägt oder ich nicht besonders gut geschlafen habe, beginnt mein Kopf, wie bescheuert zu pochen. Okay, manchmal liegt es auch daran, dass ich vergessen habe, Kaffee zu trinken, oder dass mein Mann aus Versehen ein koffeinfreies Päckchen gekauft hat. Aber manchmal auch nicht.

Dabei habe ich schon tausend Dinge versucht: Globuli in diversen Ausführungen, unendliches Wassertrinken, frische Luft, mehrere Espressi hintereinander oder eine Runde schlafen gehen. Doch das Einzige, was mir wirklich hilft, ist – Sie können es sich schon denken – Yoga. Natürlich. Und wissen Sie auch warum? Weil wir unsere Kopfschmerzen zum Großteil verspannten Nacken- und Schultermuskeln zu verdanken haben.

Denn gerade wenn man so wie ich einen Großteil des Tages am Schreibtisch sitzt, vergisst man ganz gerne, seine Schultern und den Nacken zu dehnen. Insbesondere, wenn es mal wieder stressig ist. Meist ziehen wir bei Anspannung sogar ganz automatisch die Schultern hoch und versetzen unseren ganzen Körper damit in eine noch ungünstigere Position. Weshalb ich mir, wenn die Abgabe eines Textes ansteht, mittlerweile wie ein Mantra sage: »Zieh die Schultern herunter und zwar sofort.«

Es gibt auch wahnsinnig viele Übungen, um diese Verspannungen ein Stück weit zu lösen, die Sie ganz einfach an Ihrem Schreibtisch machen können, selbst wenn im Büro zwischen Ihren Nachbarn und Ihnen nur fünfzig Zentimeter Platz ist.

Mein Favorit ist diese: Die rechte Hand auf das linke Ohr legen, den linken Arm ganz leicht schräg zur Seite strecken und mit den Fingerspitzen nach unten ziehen. Dann den Kopf zur rechten Seite neigen und mit der rechten Hand einen ganzen sanften Druck auf das Ohr ausüben. Kurz halten, danach die Seite wechseln. Wirkt Wunder!

Also, wenn Sie das nächste Mal Kopfschmerzen haben, versuchen Sie es vor der Tablette doch einmal mit Yoga. Auf das kleine weiße Helferlein können Sie dann notfalls immer noch zurückgreifen.

94. GRUND

Weil wir ein besseres Körpergefühl bekommen

Es gibt Teile meines Körpers, die kannte ich bis dato nicht. Den Beckenboden zum Beispiel. Oder die Myofibrillen.

Alles klar? Das sind diese kleinen Dinger, aus denen unsere Muskelfasern bestehen und die selbst wiederum aus Sarkomeren zusammengesetzt sind. Ha! Jetzt wird doch alles gleich viel klarer, oder nicht?

Aber ich will Sie jetzt auch gar nicht mit meinen pseudowissenschaftlichen Ausführungen langweilen, sondern Ihnen lediglich zeigen, wie wenig vertraut wir mit unserem Körper sind. Und auch, wenn ich immer noch nicht genau weiß, wo die Rautenmuskeln exakt verlaufen, so habe ich dank des Yoga zumindest damit begonnen, sie zu spüren. Ebenso wie den Beckenboden, den wir beim Yoga mit jeder Ausatmung anspannen.

Es ist wirklich Wahnsinn, wie sich durch das Yoga das Körpergefühl verändert. So ziehe ich in stressigen Situationen mittlerweile ganz automatisch die Schultern herunter oder bewege den Kiefer hin und her, um im Gesicht entspannt zu bleiben. Was natürlich wiederum mein ganzer Körper spürt, der wie von alleine wieder auf Entspannung umswitcht.

Doch nicht nur in stressigen Situationen, sondern auch im Alltag bewegen wir uns dank der Yogapraxis komplett anders als zuvor. Ich kann mich noch ganz genau daran erinnern, wie mein Mann mich irgendwann nach einem Jahr Yogapraxis anschaute und verblüfft feststellte: »Wahnsinn, wie aufrecht du gehst.«

Nicht, dass ich davor wie der Glöckner von Notre-Dame durch die Gegend gelaufen wäre, aber dank des Yoga kann ich jetzt in jeder Situation aufrecht durchs Leben gehen.

95. GRUND

Weil es uns so gelenkig macht

Im Zirkus bewundere ich immer ganz besonders die Schlangenmenschen. Diese filigranen Wesen, die den Kopf nach vorne beugen, um ihn dann zwischen die Knie zu stecken, und die mir nichts, dir nichts in den Handstand hüpfen, während ich regelmäßig auf dem Rücken lande, wenn ich es beim Yoga versuche.

Natürlich weiß ich, dass diese Akrobaten ihren ganzen Tag mit Dehnen und Strecken verbringen und häufig schon als Kinder mit diesen absurden Verrenkungen angefangen haben.

Trotzdem: Ich wollte auch schon immer so gelenkig sein. Und dank des Yoga kann ich mittlerweile sogar einige akrobatische Übungen, von denen ich zuvor nur geträumt habe. Ja selbst mein Kinn kann ich an guten Tagen mittlerweile in der gegrätschten Vorbeuge am Boden ablegen. Damit bin ich zwar noch lange nicht so weit wie Madonna, die sich ohne Schwierigkeit mit dem gesamten Oberkörper auf dem Boden ablegt, aber schon ein gutes Stück weiter als vor acht Jahren zu Beginn meiner Yogakarriere.

Überhaupt bin ich gelenkiger, als ich gedacht hätte. Was lustigerweise vor allem meinem Schlafverhalten zu verdanken ist. Denn ich schlafe prinzipiell mit angewinkeltem Bein auf dem Bauch. Was für viele extrem unbequem, für mich aber die schönste Schlafposition ist, die es geben kann.

Angeblich sagt dieses Schlafverhalten zweierlei über mich aus. Erstens: dass ich einen Hang zum Perfektionismus habe und mir nicht gerne in meine Angelegenheiten hineinreden lassen – keine besonders überraschende Erkenntnis. Zweitens: dass ich kreativ und emotional bin und einen gesunden Menschenverstand habe. Ich glaube jetzt einfach mal, dass das stimmt. Meiner Meinung nach ist meine Schlafposition aber vor allem dafür verantwortlich, dass ich so gut wie keine Blockaden in der Hüfte habe. Weshalb für mich hüftöffnende Übungen beim Yoga immer schon ein Leichtes waren. Wohingegen ich mich mit anderen Übungen, wie mit besagter Vorbeuge, die ich jetzt fast schon richtig gerne mache, am Anfang noch recht schwertat.

Sie sehen, Yoga macht nicht nur schlank und froh, sondern auch beweglicher. Und das selbst, wenn Sie die dreißig schon längst überschritten haben.

96. GRUND

Weil es die Koordination schult

Letztens musste ich zu einer medizinischen Vorsorgeuntersuchung, dem Check-up 35. Abgesehen davon, dass ich fast aus den Latschen gekippt bin, weil ich mit meinem 35. Lebensjahr in die Gruppe der Menschen vorgestoßen bin, die aufgrund ihres Alters zur Vorsorgeuntersuchung gehen sollten, war es eigentlich eine recht schmerzfreie Veranstaltung. Und als mich mein Hausarzt – ein wirklich netter Kerl, der vor allem so schlau war, einen hervorragenden Kaffeeautomaten in seine Praxis zu stellen, damit keiner seiner Patienten einen Kaffee-Entzug erleidet – bat, mich auf ein Bein zu stellen, konnte ich zudem noch freudig feststellen, dass ich dank des Yoga in Sachen Koordination fitter bin als manche Zwanzigjährige.

Wie mein Mann, den ich als gute Ehefrau, die ich bin, ebenfalls angemeldet habe, sich angestellt hat, verriet er mir allerdings nicht. Ich werde ihn also noch mal bitten müssen, sich für mich auf sein linkes Bein zu stellen – oder sich am besten mit unserer Tochter auf eine Kletter-Expedition auf dem Abenteuerspielplatz zu begeben, so wie ich es kürzlich getan habe. Mit Rennen, Klettern und Balancieren, eben allem, was dazugehört. Ob ich das alles vor zehn Jahren so gut hinbekommen hätte? Wahrscheinlich nicht. Aber seit ich Yoga mache und mich für mehrere Minuten in Positionen wie den Baum oder die Krähe begebe, liebe ich es richtig, über Hindernisse zu balancieren. Denn Yoga schult die Koordination enorm. Und das nicht nur hinsichtlich des Gleichgewichts, sondern auch, was das Reaktionsvermögen angeht. Denn durch die Schulung des Geistes mithilfe von Meditation und Achtsamkeit wird auch dieses deutlich verbessert. Was mir immer wieder auffällt, wenn mein Kind ein Glas vom Tisch fegt und ich es in der letzten Sekunde noch auffange.

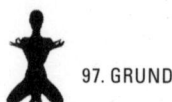

97. GRUND

Weil die Yogapraxis unsere Selbstheilungskräfte weckt

Es stimmt: Ich bin ein waschechter Öko mit Waldorfschul-Karriere, Globuli-Liebe und dem Hang zur Esoterik. Aber wenn jemand richtig krank ist, dann bin ich auch ein großer Freund der klassischen Schulmedizin. Was jedoch im Umkehrschluss nicht heißt, dass wir nicht auch selbst etwas für unsere Gesundheit tun können, ganz gleich, ob wir schwer krank sind oder nur befürchten, eine Erkältung zu bekommen. Und zwar abgesehen von den üblichen Komponenten wie wenig Alkohol, viel Schlaf, Bewegung und gute Ernährung, sondern, oh Wunder, mit unserer Allzweckwaffe Yoga!

So gibt es mehrere Studien, die belegen, dass Yoga sowohl Brust-krebs- als auch chronischen Magenpatienten dabei helfen kann, besser mit ihren Schmerzen umzugehen. Was wiederum ihre Lebensqualität deutlich hebt.

Wissenschaftler aus der indischen Stadt Bangalore, die Tuber-kulosepatienten neben der üblichen Antibiotika-Therapie auch Pranayama-Übungen machen ließen, stellten wiederum fest, dass bei achtzig Prozent der Patienten nach zwei Monaten keine Erreger mehr nachweisbar waren. Bei denjenigen, die ausschließlich mit Antibiotika behandelt wurden, waren indes nur zwanzig Prozent erregerfrei.

Laut Stiftung Warentest wurde medizinisch nachgewiesen, dass es durch Yoga möglich ist, sowohl den Cholesterinwert als auch den Blutdruck zu senken. Wobei darauf hingewiesen sei, dass be-stimmte Übungen wie der Kopfstand für Menschen mit Bluthoch-druck nicht geeignet sind. Ja selbst bei unheilbaren Krankheiten wie bei multipler Sklerose soll Yoga helfen, die Lebensqualität zu erhöhen. Und dass Sie dank Yoga wesentlich seltener eine Erkäl-tung, geschweige denn eine Grippe bekommen, kann ich Ihnen aus eigener Erfahrung bestätigen. Ein Grund mehr, Yoga endlich auszuprobieren.

98. GRUND

Weil es uns zeigt, wie heilsam die Stille ist

Auch wenn ich liebend gerne in der Stadt lebe und wahrlich kein schweigsamer Mensch bin, kann ich Lärm überhaupt nicht leiden. Insbesondere, wenn ich schlafen will. Weshalb ich mir auch jeden Abend zum Amüsement meiner Tochter Ohropax in die Ohren stecke und mir eine Schlafbrille aufsetze. Ich werde richtiggehend hysterisch, wenn ich meine Ohropax nicht finde, weshalb ich in meiner Handtasche eigentlich auch immer mehrere Paare mit mir führe. Man weiß ja nie, wohin es einen des Nachts noch verschlägt.

Ich höre wirklich alles. Selbst wenn mein Mann nachts mit den Füßen scharrt oder meine kleine Tochter auf Toilette geht. Mein Ohrenarzt hat einmal gesagt, ich würde das Gras wachsen hören. Das würde zumindest erklären, warum ich in der Natur nur selten entspannt bin. Ich habe wirklich schon ernsthaft in Erwägung gezogen, mir einen Raum in unserer Wohnung schallisolieren zu lassen.

Mittlerweile kann ich, ohne rot zu werden, behaupten, dass ich ein wahrer Ohropax-Experte bin und Ihnen innerhalb von fünf Minuten alle Vor- und Nachteile bei der Wahl der Lärmschützer nennen könnte. Ich persönlich bevorzuge diese hässlichen Dinger aus Wachs, die mit rosa Watte umgeben sind und die man so lange mit den Fingern kneten muss, bis sie wie Ohrenschmalz aussehen. Weshalb meine Tochter sich auch weigert, diese kleinen Wachskügelchen anzufassen.

Absurderweise lasse ich tagsüber in unserer Wohnung ununterbrochen das Radio laufen. Selbst wenn ich wie jetzt am Schreiben bin. Ein Psychoanalytiker hätte sicherlich seine Freude an mir.

Mein Leben ist also aufgeteilt in die nächtlichen Ruhephasen und den lärmenden Tag. Und ich musste erst zum Yoga gehen, um zu lernen, dass die Stille auch tagsüber ein sehr angenehmer Begleiter ist.

Doch was ist das eigentlich: Stille? Ganz klar die Ruhe, die ich brauche, um schlafen zu können. Es gibt aber auch eine andere, nicht auf Lärmreduzierung bezogene Stille, bei der es darum geht, sein eigenes Inneres zu hören, und die viele Menschen nur schwer aushalten. Genau hier setzt das Yoga an, das uns durch Meditation und natürlich The Best of Asana Savasana darin schult, in unsere eigene Stille zu horchen, um bei uns, in unserer Mitte anzukommen. Wenn wir unsere eigene Stille aushalten, dann kann uns kein äußerer Lärm mehr etwas anhaben. Es sei denn natürlich, Sie wollen schlafen.

Weil wir wahnsinnig guten Sex haben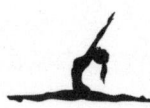

Über Sex zu sprechen ist ja nicht immer ganz einfach. Erst recht nicht in der Öffentlichkeit. Selbst ich bin in dieser Hinsicht ziemlich prüde. Weshalb ich – da muss ich Sie leider enttäuschen – auch hier nichts über mein Sexleben ausplaudern werde. Denn ich glaube, mein Mann hat durch dieses Buch schon genug gelitten.

Doch wofür gibt es Prominente, die immer wieder freiwillig durch irgendwelche Äußerungen über ihr Sexleben in die Schlagzeilen geraten. So auch Sting, der angeblich in einem Interview behauptet hat, dass Yoga dabei hilft, länger und besser Sex zu haben. Er könne das, so das Zitat, jetzt leider nur »schlecht erklären, aber gut vormachen«. Was er aber, soweit ich das verfolgen konnte, dann doch nicht getan hat.

Wobei ich, jetzt plaudere ich also doch aus dem Nähkästchen, nach einer anstrengenden Yogastunde lieber unter die Decke im Bett krieche, als auf den Laken noch weitere akrobatische Übungen zu vollziehen.

Aber natürlich haben wir, wenn wir entspannt sind, besseren Sex. Doch was noch viel wichtiger ist, dass wir uns in unserem Körper wohler fühlen. Und das bekommt auch unser Sexualpartner positiv zu spüren.

Also Schluss mit Vorhängen und Dunkelheit, Licht an und Decke zurück. Und seien wir doch einmal ehrlich, wenn jemand erst einmal so weit gekommen ist, dass er unsere Cellulitis sehen darf, dann wird er wohl auch kaum davor Reißaus nehmen. Und wenn doch, dann ist er ein kompletter Idiot und Sie können froh sein, dass Sie den Typen los sind, bevor Sie sich ernsthaft verliebt haben.

Und dann wäre da noch dieser Mythos um Tantra bzw. Tantra Yoga, das bei uns hier im Westen gerne mit wildem Gruppensex gleichgesetzt wird, obgleich es tatsächlich lediglich eine Strömung innerhalb der indischen Religion und Philosophie ist, die unter anderem auch ritualisierte Sexpraktiken beinhaltet. Die, wenn man sie denn korrekt durchführt, nichts mit dem Besuch eines Swingerklubs gemein haben. Denn das Ziel des Tantrismus ist alleinig, Shiva (das Männliche/Geistige) und Shakti (das Weibliche/ Schöpferische) wieder miteinander zu vereinen, um die Dualität, die jedem Menschen innewohnt, zu überwinden und zur Erkenntnis vom Brahmam, dem göttlichen Bewusstsein, zu gelangen.

Wobei ich hier gleich zu Beginn darauf hinweisen will, dass es komplett unterschiedliche Tantra-Formen gibt: das rechtshändige weiße Tantra und das linkshändige rote Tantra. Wobei allein schon aufgrund der Farbzugehörigkeit recht klar sein dürfte, welches Tantra für uns alle das interessante ist, wenn es *darum* geht.

Trotzdem, damit Sie auch wissen, wovon wir hier sprechen, wenden wir uns erst einmal dem ersten weißen Tantra zu, das im Kundalini Yoga praktiziert wird. Sie erinnern sich sicher noch, dass es das Ziel des Kundalini Yoga ist, die kleine Schlange am Ende unserer Wirbelsäule zu erwecken und aufsteigen zu lassen, damit sich Shakti (die schlafende Kundalini/das schöpferische Weibliche) und Shiva (das reine Bewusstsein/das Männliche) vereinen. Wie beim Tantra also.

Beim Kundalini Yoga wird versucht, die Schlange unter anderem durch Asanas, Pranayama, Meditation und ein reines und gutes Verhalten zu erwecken und nach oben zu führen. Wohingegen im linkshändigen roten Tantra, dem, für das sich alle interessieren, genau das Gegenteil versucht wird. Hier soll durch die Umkehrung der fünf vedischen Reinigungsrituale, durch den Verzehr von Wein, Fleisch, Fisch, getrockneten Körnern und den Geschlechtsakt, das Böse in uns zum Vorschein kommen, um es dann wieder mit dem Guten zu versöhnen.

Und da wir westlich zivilisierten Menschen dank des Christentums lieber so tun, als würde es Sex nicht geben, finden wir das dermaßen verrucht, dass uns bei dem Wort »Tantra« gleich die

Assoziation »wilder Gruppensex« in den Sinn kommt. Und das, obwohl es beim Tantra-Sex im Grunde nicht um Spaß, sondern um die Aktivierung von männlicher und weiblicher Energie geht, die sich dank des Sex – wer hätte das gedacht – prima vereinigt.

Ob wir jedoch besonders guten Sex haben, wenn wir wie im roten Tantra vorher Fleisch, Fisch, Wein und getrocknete Körner zu uns nehmen, bleibt dahingestellt. Vielleicht sollte man dafür dann doch lieber einen Blick ins »Kamasutra« werfen.

100. GRUND

Weil es Schwangere bei der Geburt unterstützt

Jetzt kommen wir zu einem meiner Lieblingsgründe: die Schwangerschaft. Der Grund, warum ich überhaupt erst mit dem Yoga angefangen habe.

Mittlerweile gibt es unendlich viele Yogastudios, Hebammenpraxen oder Privatlehrer, die Schwangeren-Yoga anbieten. Und ich kann nur sagen: Es ist wirklich das Beste, was man für seinen Körper in der Schwangerschaft tun kann. Ja, selbst danach ist Yoga eine prima Sache, um möglichst schnell wieder fit zu werden. Aber was soll ich auch anderes sagen, immerhin bin ich Post- und Prenatal-Lehrerin und muss Ihnen das ja jetzt schon von Berufs wegen ans Herz legen.

Ich selbst kam mir damals während meiner ersten Stunde als Schülerin selten dämlich vor, weil alle um mich herum so aussahen, als würden sie gleich hier auf der Stelle ihr Kind gebären. Wohingegen ich, gerade mal im dritten Monat, nur einen Hauch von Bauch hatte. Aber da liegt bei vielen Frauen schon der erste Denkfehler: Ganz gleich, ob der Bauch noch klein oder schon riesig ist, der Körper hat sich schon komplett auf die Schwangerschaft eingestellt. Weshalb ich jedem nur raten kann, nach den ersten kritischen drei

Monaten sofort ins Schwangeren-Yoga zu gehen. Auch wenn es sich komisch anfühlt und Sie sich noch nicht so richtig dazugehörig fühlen. Abgesehen davon, dass Sie mit Ihrem Bauch dann schneller, als Sie sich umschauen können, mithalten können.

Man ist schwanger oder nicht. Dazwischen gibt es nichts. Auch wenn mein Mann damals nach dem Frauenarztbesuch zu unseren besten Freunden gesagt hat, ich wäre »nur ein bisschen schwanger«.

Dabei ist man aufgrund der Hormonumstellung gerade am Anfang der Schwangerschaft ganz besonders stark von unangenehmen Begleiterscheinungen wie Übelkeit und Sodbrennen geplagt. Zudem sind viele Erstgebärende wegen der großen Veränderung, die nun in ihr Leben tritt, völlig aus dem inneren Gleichgewicht geraten. Ist das Baby gesund? Werde ich eine gute Mutter sein? Und Job und Kind, kann das eigentlich überhaupt gut gehen? Und schon liegen wir nachts wach und grübeln.

Mein Universal-Tipp gegen Schlaflosigkeit ist, ich habe es bereits erwähnt, der Baum: eine Yogaübung, bei der man sich auf ein Bein stellt, die Hände vors Herz zieht und das andere Bein mit der Fußsohle ober- oder unterhalb des Knies an dem gestreckten Bein abstellt. Eine herausfordernde Übung, gerade in der Schwangerschaft, also in einer Zeit, in der sich unsere Mitte aufgrund des Kindes ständig verändert, dank der man jedoch durch die Konzentration auf die Balance ganz leicht den Kopf frei bekommt.

Ich mache diese Asana in meinen Stunden jedoch auch deshalb so gerne, weil sie den Schwangeren dabei hilft, ihr inneres Gleichgewicht wiederzufinden. Denn wo ist der Sitz unseres Selbstwertgefühls und unserer Emotionen laut der Chakren-Lehre noch einmal? Im Bereich unseres Bauchnabels. Und was versuchen wir beim Baum? Unsere Mitte zu finden, sowohl körperlich als auch geistig. Die perfekte Übung also, wenn man das Gefühl hat, den Boden unter den Füßen zu verlieren.

Doch nicht nur wegen seiner beruhigenden und ausgleichenden Wirkung ist Yoga während der Schwangerschaft absolut empfeh-

lenswert. Nein, es hilft uns auch bei der Geburts- und Wehenvor-
bereitung.

Als ich mich in der letzten Phase der Geburt befand, habe ich
mich zunächst förmlich selbst gequält, weil ich mich statt auf die
schmerzfreien Wehenpausen immer nur auf die nächste Wehen-
welle konzentriert habe. Doch irgendwann kam der Punkt, an dem
es Klick gemacht hat und ich mich wieder an meine Yogastunden
erinnert habe: Volle Konzentration auf den Atem, nicht ins Voraus
abschweifen. Was in meinem Fall so viel hieß wie, sich nicht schon
wegen der nächsten Wehe verrückt zu machen, sondern schön ein-
und auszuatmen.

Und siehe da: Plötzlich war alles ein bisschen leichter als zuvor,
und ehe ich mich versah, war meine Tochter geboren.

101. GRUND

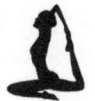

Weil wir wieder schlafen wie ein Baby

Wenn Sie ein Kind haben, dann wissen Sie sicher, dass es nichts Be-
ruhigenderes gibt als einen kleinen, warmen Menschen, der neben
Ihnen im Bett schläft. Weshalb ich auch entgegen allen Ratschlägen
meine Tochter bei mir im Bett schlafen lasse. Wobei ich erwähnen
sollte, dass sie nicht drei Monate, sondern sieben Jahre alt ist.

Wahrscheinlich wird sie mir in den nächsten zwei Jahren irgendwann mitteilen, dass ich jetzt leider ohne sie auskommen muss,
und mir als Trost ihren armlosen Hasen in die Hand drücken. Bis
dahin genieße ich jedoch noch diese kleinen Arme, die sich nachts
um meinen Hals schlingen, und lasse mich von ihrer unglaublich
ruhigen Ein- und Ausatmung in den Schlaf wiegen.

Kennen Sie dieses Geräusch, wenn Kinder ganz laut ausatmen?
Als würden sie alles, wirklich alles Belastende und Schlechte loslassen? Das ist eines der schönsten Geräusche, die ich kenne. Und

ausgerechnet beim Yoga habe ich es wieder gehört. Wo? Natürlich im Savasana. Denn in diesem Moment entfährt vielen Schülern ein tiefer Seufzer, ähnlich diesem wohligen Geräusch, das die Kinder im Tiefschlaf von sich geben.

Sicher auch ein Grund, warum wir wieder fast so tief wie ein Baby schlafen können, wenn wir regelmäßig Yoga praktizieren. Was natürlich nicht nach ein, zwei Yogastunden geschehen wird. Wenn Sie indes regelmäßig Yoga praktizieren, werden Sie sehen, dass die Entspannung der Stunden sich nach und nach auch in Ihr Leben einschleichen wird und sich Ihre Schlafprobleme von allein lösen werden.

Kapitel 10

Wonderwall

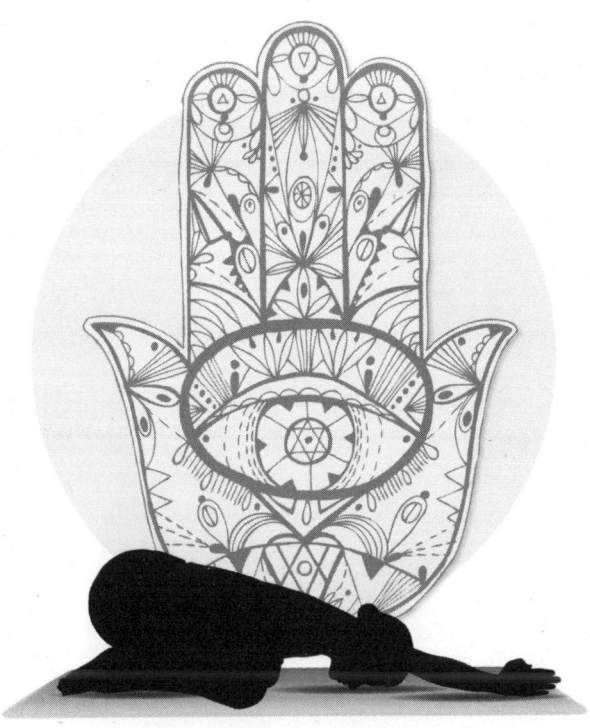

Man weiß selten, was Glück ist,
aber man weiß meistens, was Glück war.

Françoise Sagan

Ich liebe Musik. Nicht nur, weil sie gute Laune verbreitet und uns tanzen und weinen lässt, sondern auch, weil wir uns mit ihr in vergangene Momente zurückversetzen können.

Während des Studiums habe ich mich immer, wenn meine Mitbewohnerin unterwegs war, mit einem Glas Wein und einer Zigarette ans Fenster gesetzt und ganz laut meine Lieblingsmusik gehört. Wozu damals, Mitte der Neunziger, natürlich auch der Hit »Wonderwall« von Oasis gehörte.

Ich erwähne diesen Song hier jedoch nicht, um die Ehre der Brüder Gallagher zu retten, sondern weil ich ihren Song just in einem dieser kurzen Momente hörte, als ich mich frei und glücklich fühlte. Um ganz genau zu sein, am Tage meines Auszug aus dem Elternhaus mitten im Sommer 1996. Den besten, den ich hatte. Und das nicht nur, weil ich endlich so spät nach Hause kommen konnte, wie ich wollte, sondern auch, weil ich es aus der Vorstadt endlich zurück in die Stadt geschafft hatte. Gut, es war nur Köln und knapp dreißig Kilometer von meinen Eltern entfernt, aber hey: Ich lebte *allein* (mal abgesehen von der Mitbewohnerin), und ich spürte: Okay, jetzt, ganz genau jetzt geht mein Leben erst so richtig los.

Und da stand ich also, gegen neun Uhr abends, mitten auf einer Verkehrsinsel im Belgischen Viertel, um mir und meinem Freund noch schnell ein paar Biere zu organisieren, als ich aus einem vorbeifahrenden Auto Oasis' Song »Wonderwall« hörte und mich wie aus heiterem Himmel dieses unglaubliche Glücksgefühl durchströmte. Dieses Gefühl, dass alles möglich ist, es keine Grenzen gibt und wir nur die Chancen ergreifen müssen, die sich uns bieten. Ein Gefühl, wie wir es eben auch manchmal beim Yoga verspüren.

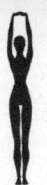

Weil wir fliegen können

Natürlich wachsen uns durch das Yoga keine Flügel am Rücken. Das wäre auch allzu schön. Aber trotzdem lernen wir, was es heißt, zu fliegen. Und zwar, indem wir AcroYoga praktizieren.

»Bitte was«, entrüstete sich mein Mann, als ich ihm davon erzählt. »Es gibt aggressives Yoga? Wie soll denn das zusammengehen?«

Daran sieht man mal wieder, wie wenig er von Yoga versteht. Denn der Begriff AcroYoga hat natürlich nichts mit Aggressivität zu tun, sondern ist eine Wortkreation, die sich aus den Wörtern »Acrobatics« und »Yoga« zusammensetzt, womit auch gleich klar ist, worum es beim AcroYoga geht: Akrobatik und Yoga miteinander zu kombinieren, wobei das Ganze, damit es auch so richtig wohltuend ist, noch mit einer Prise Thai-Massage gewürzt wird. Herrlich!

Erfunden wurde diese ganz besondere Spielart des Yoga 2003 von Jenny Sauer-Klein und Jason Nemer im sonnigen Kalifornien. Ziel ist es, nicht nur Körperspannung, Gleichgewicht und Koordination durch das akrobatische Fliegen zu schulen, sondern auch, anderen Vertrauen zu schenken und zu lernen – wie könnte es anders sein –, loszulassen.

Die meisten Stunden beginnen in einem Dreierteam, das aus einer Basis (die untere Person), einem Flieger (derjenige, der auf den Füßen und/oder Händen getragen wird) und aus einem Spotter (derjenige, der Hilfestellung gibt) besteht. Wobei die Positionen rotieren, damit jeder einmal die Gelegenheit hat, jede Position einzunehmen.

Es gibt zwei Arten von Fliegen: das therapeutische und das akrobatische, wobei ich persönlich Letzteres ganz besonders lustig finde, weil man sich ein bisschen wie in der Zirkusschule fühlt. Und wer von uns wollte dort nicht hin als Kind?

Also, bei Ersterem geht es weniger darum, besonders coole Moves zu vollführen, als komplett loszulassen und sich dadurch im ganzen Körper zu entspannen. Der untere Part bildet dabei die stabile Basis, welche den anderen/die andere auf Händen und Füßen trägt und durch langsame, sanfte Bewegungen zum Entspannen einlädt.

Bei Variante zwei kommt dann der Akrobatik-Part ins Spiel und man versucht zusammen, lustige, wilde oder einfache Partnerübungen auszuprobieren. Wobei sich der Schwierigkeitsgrad immer an den Fähigkeiten und Erfahrungen der Teilnehmer orientieren sollte.

Ganz besonders beliebt ist diese Form des Yoga, na klar, bei den Kindern, die sowieso alle von einer Karriere beim Cirque du Soleil träumen. Aber auch für uns Erwachsene ist es schön, einfach einmal im wahrsten Sinne des Wortes auf Händen getragen zu werden.

103. GRUND

Weil wir die Freude am Singen wiederfinden

Wie schön, bei diesem Grund kann ich endlich mal wieder meine leidige Erfahrung mit der katholischen Kirche einbringen. Meine ganz speziellen Freunde, wie Sie ja seit der Einleitung schon wissen.

Trotzdem habe ich bis zum besagtem Ministrantinnen-GAU meine halbe Kindheit in der Gemeinde verbracht: mit Jugendgruppe, Ostermärschen und natürlich dem Kirchenchor. Wo ich immer, wie jedes neunjährige Mädchen, zu der Sopran-Fraktion gehörte. Also zu den coolen Girls. Ist ja klar.

Die meisten meiner Mitstreiter und -streiterinnen waren ganz nett, ganz im Gegensatz zu unserer Chorleiterin, die wie so viele, die in solchen Funktionen arbeiten, dachte, sie wäre ein verkanntes Genie. Dementsprechend ging es bei uns zu 99 Prozent darum, dass Madame sich selbst verwirklicht, und zu einem Prozent, dass wir

Kinder Spaß haben. Warum ich trotzdem so lange dabeigeblieben bin, ist mir bis heute ein Rätsel.

Jeden Herbst gingen wir, häufig über meinen Geburtstag, auf Chorfahrt, um die Stücke für das nächste Jahr einzustudieren. Ich war als Kind kein großer Freund des Reisens. Ganz besonders nicht, wenn meine Eltern nicht dabei waren. Weshalb ich eigentlich auch fast immer Heimweh bekam. Eigentlich nicht weiter schlimm, wenn es einen netten Menschen gibt, der einen tröstet und über das Köpfchen streichelt. In meinem Fall gab es jedoch nur eine kratzbürstige Chorleiterin und zwei bösartige Nonnen, die unsere Unterkunft leiteten und mir drohten, ich würde in der Hölle landen, wenn ich meine Eltern anrufen würde. Bis dato hatte ich immer gedacht, Fluchen sei verboten. Zumindest für Nonnen.

Zum Glück war ich kein besonders folgsames Kind und von meinen Eltern mit eigenem Geld ausgestattet. Denn damals gab es ja noch keine Handys, sondern nur diese komischen gelben Kästen, in die man klassischerweise dreißig Pfennig einwarf und schon seine Eltern am Apparat hatte. Die mich, entsetzt von diesen Neuigkeiten, umgehend abholten.

Zum Chor wollte ich nach diesem Erlebnis natürlich nicht mehr gehen. Und ehrlich gesagt bin ich noch immer böse auf meine Chorleiterin, dass ich ihretwegen ganz vergessen hatte, wie viel Freude ich einst am Singen hatte.

Erst Jahre später, als meine Tochter geboren wurde, habe ich wiederentdeckt, wie viel Spaß mir das Singen bereitet. Doch so gerne ich meiner Tochter vorsinge, irgendwann kennt man die Strophen sämtlicher Gutenachtlieder auswendig. Und so war ich sehr froh, beim Yoga wieder auf neuen musikalischen Input zu stoßen: Mantras.

Mantra bedeutet im Sanskrit »Spruch« oder »Lied« und bezeichnet einen traditionellen heiligen Vers, ein Wort oder auch nur eine heilige Silbe. Angeblich wurden Mantren von Weisen (Rishis) in der Meditation empfangen und sollen beim Rezitieren eine energetische Wirkung entfalten. Es gibt zahlreiche Mantren mit den unterschiedlichsten Wirkungen und natürlich auch zahlreiche Formen der Rezitation. Man kann Mantren flüstern, sprechen, still vor sich hin sagen oder eben singen. Das ständige Wiederholen nennt man Japa, den Gesang der Mantras Kirtan.

Wichtig ist in jedem Fall, dass wir die Mantras im Sanskrit, der Sprache der Götter, rezitieren, weil sie nur so ihre Kräfte wirklich entfalten können.

Ehrlich gesagt bezweifele ich, dass diese Sätze irgendwann einmal von irgendwelchen Männern mit langen grauen Bärten empfangen wurden. Aber ich weiß um ihre beruhigende Kraft, die ich jedes Mal verspüre, wenn wir am Anfang der Stunde ein bestimmtes Mantra immer und immer wieder singen. Für mich ist es die Einstimmung auf die Klasse, das Herunterfahren und die Konzentration auf das Wesentliche. Nicht mehr denken, nur noch sein und spüren, wie die Klänge durch meinen Körper aus der Kehle strömen. Und auch wenn ich manchmal wieder nicht weiß, was ich da singe, so spüre ich doch, dass es mir einfach verdammt gut dabei geht.

104. GRUND

Weil wir wahnsinnig viel schöne, neue Musik kennenlernen

Sie haben ja sicher schon mitbekommen, wie wichtig mir Musik ist. Und damit meine ich keine Klassik, Oper oder Operetten, sondern stinknormale Popmusik. Am liebsten mag ich sie laut und prollig. Oder sie gehört in die übliche Singer-Songwriter-Ecke. Neue Musik ist nicht so meins, aber auch okay. Das heißt, Charts-Hits höre ich eher selten, dafür gerne Sixties-Punk oder Hamburger Schule.

Wenn man in puncto Yoga das Stichwort »Musik« hört, dann denkt man für gewöhnlich an schlechte Fahrstuhlmusik. Oder

Sitar-Klänge, die nur selten die Qualität von Ravi Shankars Musik haben – vielleicht kennen Sie ihn? Das war nicht nur der Vater der Musikerin Norah Jones, sondern auch ein bekannter indischer Musiker, der in den Sechzigerjahren selbst die Beatles inspiriert hat und erst vor zwei Jahren gestorben ist. Um aber auf die Musik zurückzukommen, die in manchen Studios gespielt wird: Natürlich ist das häufig nur klischeehafte Lounge-Musik. Doch ich habe das Glück, in ein Yogastudio zu gehen, in dem richtig gute Musik gespielt wird. Wodurch es in machen Stunden sogar dazu kommt, dass ich im herabschauenden Hund mit dem Fuß mitwippe, weil gerade ein Lied läuft, das ich richtig gut finde. Manche Lehrer singen sogar mit, was sich ganz ehrlich im ersten Moment ziemlich seltsam anhört. Aber natürlich stehen sie nicht mit einem Mikrofon vorne und grölen lauthals mit, sondern singen eher leise und fröhlich.

Ich persönlich mag das total gerne. Vielleicht auch, weil der Unterricht dadurch einen Tick moderner und wilder als in anderen Studios ist. Und weil es eine frohe, lebensbejahende Stimmung verbreitet, die Yoga ja auch mit sich bringen sollte. Denn eine getragene, zu ernste und heilige Stimmung, die hatte ich in der katholischen Kirche schon, die brauche ich nicht mehr. Weshalb es mir mittlerweile lieber ist, wenn jemand sein Räucherstäbchen im Takt zu »Highway to Hell« durch die Luft schwingt, als wenn er mit heiligem Blick »Gloria in excelsis Deo« singt.

Als einer meiner Lehrer kürzlich im Savasana »Nothing Else Matters« von Metallica spielte, war das dann aber selbst mir zu viel Popkultur. Und in diesem Moment hätte ich mich sogar ausnahmsweise tatsächlich gefreut, wenn stattdessen ein bisschen langweilige Fahrstuhlmusik gelaufen wäre. Oder etwas von Burt Bacharach. Das geht immer.

Weil wir eine neue Sprache lernen

Da haben wir uns jahrelang in der Schule oder an der Universität mit Latein herumgequält und nun lernen wir ganz freiwillig eine neue tote Sprache. Denn dem Sanskrit kommt in Indien eine ähnliche Bedeutung zu wie dem Latein oder dem Altgriechischen in Europa: Es existiert im Grunde nur noch als Schriftsprache und wird nur von einigen wenigen Intellektuellen gesprochen. Was ich mir im Übrigen auch bei meinem ehemaligen Lateinlehrer sehr gut vorstellen kann, der sich sichtlich gefreut hat, dass ich nach dem Abitur Geschichte studiert habe.

»Ha, dann musst du ja doch noch Latein lernen.«

Das hatte ich nämlich, nach einem Anflug von bildungsbürgerlichem Ehrgeiz in der neunten Klasse erst als Wahlfach dazugenommen und aus mangelndem Erfolg in der elften schon wieder abgewählt, nachdem ich feststellen musste, dass es sich mit meinen außerschulischen Hobbys Ausgehen, Jungs-Treffen und Ausschlafen nur schwer unter einen Hut bringen ließ.

Doch nun habe ich nicht nur Latein gelernt – wie von meinem Lehrer vorausgesagt, musste ich es an der Uni nachholen –, sondern widme mich ganz freiwillig einer neuen Sprache, die ich später mit keinem sprechen kann: dem Sanskrit. Eine Sprache, der, selbst wenn sie ihre mündliche Tradition längst verloren hat, als Bildungs- und Kultursprache noch immer eine große Bedeutung zukommt. In Indien wird Sanskrit auch als die »Heilige Sprache« verstanden, zum einen, weil eine Vielzahl von Texten aus Religion und Philosophie in Sanskrit geschrieben wurden, zum Beispiel die »Veden« oder die »Bhagavad Gita«, von denen wir ja schon gehört haben. Zum anderen, weil es, wie früher das Lateinische bei den Katholiken, die Sprache von religiösen Ritualen wie Gottesdiensten war und ist.

Überhaupt gibt es zwischen dem Latein und dem Sanskrit in puncto Wortschatz, Grammatik und Flexion viele Parallelen. Kein Wunder, gehören die beiden doch zu der sogenannten Sprachfamilie der indogermanischen Sprachen, die Sie vielleicht noch aus Ihrem Linguistik-Seminar kennen, wo Ihnen immer wieder erzählt wurde, dass Ungarisch und Finnisch die schwersten Sprachen der Welt sind.

Sehr schön können wir die Verwandtschaft zwischen dem Latein und dem Sanskrit an dem Wort »Yoga« sehen, das im Sanskrit auf die Wortwurzel »yuga« (Joch) und im Lateinischen auf das Wort »iugum« (Joch) zurückzuführen ist.

Entdeckt wurde diese Sprachverwandtschaft jedoch erst während der Kolonialisierung, als verschiedene Wissenschaftlicher damit begannen, Sanskrit zu lernen und die Texte in moderne europäische Sprachen zu übersetzen.

Mittlerweile ist die Sprache dank des Yoga auch hier in Europa wieder mehr als präsent, indem Yogalehrer tagein, tagaus ihre Schüler in Adho Mukha Svanasana, den herabschauenden Hund, schicken oder am Ende der Stunde »Shanti, Shanti, Shanti« (Frieden) singen.

Wer weiß, vielleicht sollte ich meinem ehemaligen Lateinlehrer, der doch so sehr versucht hat, mich für seine Lieblingssprache zu gewinnen, nicht nur eine Kopie von meinem uniinternen Latinum, sondern auch von meinen Sanskrit-Studien schicken, damit er weiß, dass seine Vorträge schlussendlich doch auf fruchtbaren Boden gefallen sind. Wenn auch erst zwanzig Jahre später.

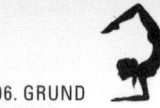

Weil wir viel über die indische Kultur erfahren

Natürlich kennen wir alle Indien. Und natürlich wissen wir alle, dass Kühe dort als heilige Tiere gelten. Und wenn Sie sich nur ein wenig für Film interessieren, dann wissen Sie auch, dass Hollywood dort Bollywood genannt wird und dass Tanzen in den dort produzierten Filmen das Küssen ersetzt.

Doch haben Sie bis zur Lektüre dieses Buches auch schon gewusst, was der Unterschied zwischen Atman und Brahman ist? Oder etwa, wer Vishnu und wer Krishna ist?

Und das alles ist erst ein Ausschnitt dessen, was Sie dank des Yoga alles über Indien erfahren können. Denn es gibt noch so viele Märchen, Mythen und Fakten zu entdecken.

Ich persönlich war leider noch nie in Indien. Und das, obwohl ich als anständige Yogalehrerin doch zumindest ein Foto von mir und einem ordentlich großen Hindu-Gott auf dem obligatorischen Yoga-Altar stehen haben sollte. Aber natürlich möchte ich unbedingt dorthin. Nicht nur, weil ich das klischeebeladene Pärchenfoto vor dem Taj Mahal auch in unserem Wohnzimmer hängen haben will, sondern auch, weil ich ganz oberflächlich Tausende von diesen wunderschönen Saris mein Eigen nennen will.

Das klingt jetzt schon wieder überhaupt nicht yogisch, sondern ziemlich materiell. Aber da ich laut dem achtgliedrigen Yogaweg ja nun mal ehrlich sein soll, muss ich es einfach zugeben. Ich liebe diese riesigen Tücher. Das Schlimmste ist, dass ich schon einmal einen wunderschönen Sari besessen habe. Den ich aber, undankbares pubertierendes Mädchen, das ich war, an eine Freundin verschenkt habe. Und das, obwohl es ein Mitbringsel von einem sehr guten Freund gewesen war, bei dem ich mich an dieser Stelle noch mal ganz offiziell entschuldigen will. Sorry, aber ich war 14 und wusste nicht, was sich gehört. Doch falls du noch einmal deine Verwandtschaft in Indien besuchen solltest, dieses Mal würde ich ihn garantiert nicht weggeben, sondern selbst anziehen.

Den Palast der Winde würde ich natürlich auch wahnsinnig gerne sehen. Oder den Keshava-Tempel in Somnathpur. Doch vorerst muss ich mich wohl mit dem Wissen über Indien zufriedengeben. Und es gibt noch so viele tolle Dinge über dieses Land und seine Menschen zu erfahren. So möchte ich zum Beispiel schon sehr lange noch mehr über die indische Mythologie erfahren. Oder die »Upanishaden« einmal komplett durchlesen, natürlich in Sanskrit. Und so weiter und so fort.

Aber wie rät uns das Yoga doch so schön? Lieber alles im vollen Bewusstsein erleben, als die Dinge einfach nur schnell abzuhaken und sich am Ende an nichts zu erinnern.

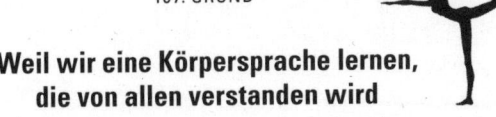

107. GRUND

Weil wir eine Körpersprache lernen, die von allen verstanden wird

Irgendwie kann man sich eigentlich immer verständigen. Selbst, wenn man dafür seine Hände und Füße einsetzen muss. Im schlimmsten Fall, wenn etwa der französische Kellner einen partout nicht verstehen will, muss man eben einfach auf den Cappuccino des Mannes am Nachbartisch zeigen und wie wild mit dem Kopf nicken.

Bisher bin ich jedoch auch immer mit Englisch und Französisch gut durchgekommen. Ja, bis ich angefangen habe, in einem Berliner Erstaufnahmelager für Flüchtlinge Yoga zu unterrichten. Denn da ich leider weder Arabisch noch Vietnamesisch spreche und viele der Flüchtlinge wiederum noch kein Deutsch oder Englisch können, musste ich wohl oder übel wieder auf die guten alten Hände und Füße zurückgreifen. Was viel besser funktionierte, als ich gedacht hätte. Und immerhin schaffte ich bei einer vietnamesischen

Schülerin, mit der ich auf Grund der Sprachbarriere kein Wort wechseln konnte, herauszufinden, wo sie körperliche Beschwerden hat, und konnte ihr dadurch – so hoffe ich – zumindest ein bisschen Linderung verschaffen. Ganz sicher klappte das auch deshalb so gut, weil Yoga eine Sprache ist, die von allen verstanden wird, und sowieso viel mehr über die eigene körperliche Erfahrung als über Worte vermittelt wird.

Überhaupt versuchen meiner Meinung nach viel zu viele Lehrer, auf der verbalen Ebene jene Aspekte des Yoga zu erklären, die sie nicht mit ihrer Praxis oder mit ihren Berührungen vermitteln können. Dabei ist es gerade diese primäre eigene Erfahrung, durch die man die Essenz des Yoga kennenlernt.

Klar, auch ich hatte naiverweise überhaupt nicht damit gerechnet, dass ich eventuell vor fünf Leuten stehen würde, die alle kein Wort Englisch sprechen und viel zu kurz hier sind, um Deutsch zu können. Und natürlich war es für mich, die sich in neuen Situationen gerne hinter Worten verschanzt, schwierig, mich nun komplett auf meine Körpersprache verlassen zu müssen. Aber zugleich habe ich dadurch auch wieder gelernt, dass Yoga eben nicht Reden, sondern Machen und Fühlen ist. Sowohl in der Yogapraxis als auch im alltäglichen Leben. Und dass ein guter Yogi nicht der ist, der drei Handstände hintereinander absolviert, sondern derjenige, der sich auch im Miteinander yogisch verhält, mit allen und jedem, die bereit sind, sich darauf einzulassen und tatkräftig zuzupacken.

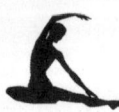

Weil wir Dinge über Menschen erfahren, die sie sonst nie erzählt hätten

Wenn wir ehrlich gegenüber uns und den anderen sind, so wie es das Yama Satya von uns verlangt, dann werden wir automatisch mehr über unser Gegenüber erfahren. Aber das ist nicht der einzige Weg, wie das Yoga uns die Türen zu unseren Mitmenschen öffnet. Auch durch Berührungen, die gerade ich als Lehrer jeden Tag in meinem Unterricht erlebe, erfahren wir Dinge, die uns der-/diejenige nie im Leben erzählt hätte.

Ich will Ihnen ein Beispiel geben: Letztens hatte ich eine Schülerin bei mir in der Stunde, die in einem fort gelächelt hat. Auf mich wirkte es ein wenig aufgesetzt, aber nicht unfreundlich oder anbiedernd, deshalb habe ich mir auch erst einmal nichts dabei gedacht. Als ich ihr jedoch im Verlauf der Stunde die Schultern ein wenig nach unten drücken wollte – fast alle Schüler heben am Anfang die Schultern viel zu hoch und lassen sie erst nach mehrmaligem Korrigieren wirklich los –, stellte ich fest, dass ihr kompletter Schulterbereich verspannt war. So sehr, dass man die Schultern selbst mit roher Gewalt nicht nach unten bewegen konnte. Und ich habe einen festen Griff. Das können Ihnen meine Schüler/innen bestätigen. Als ich sie darauf hinwies und bat, es doch einmal selbst zu versuchen, sagte sie lächelnd, da könne man nichts machen, das sei schon immer so gewesen. Was mich nicht wunderte. Denn anscheinend hatte sie ihr ganzes Leben lang versucht, ihren Ärger mit einem Lächeln und einem »Ist nicht so schlimm« wegzuwischen. Doch ganz war ihr dieses Wegwischen dann doch nicht gelungen. Und so hatte sich der ganze Ärger nach und nach immer mehr in ihren Schultern festgesetzt und würde auch so schnell nicht mehr weggehen. Erst wenn sie bereit wäre, ihre Einstellung und ihre Wegdrück-Mechanismen dauerhaft zu ändern. Eine traurige Geschichte.

Doch dieses Beispiel zeigt wieder einmal sehr deutlich, dass unser Körper keine Maschine ist, die man ab und an zur Reparatur geben kann, damit sie von jetzt auf gleich wieder in Schuss ist. Denn alles, was wir erleben, wie wir uns verhalten oder was uns zugefügt wird, schreibt sich in unseren Körper ein. Was immer sehr schön in den Gesichtern von älteren Menschen zu sehen ist. So haben die einen, die viel Schweres erlebt haben oder auch einfach nur sehr pessimistisch durch das Leben gingen, richtig tiefe Furchen zwischen den Augenbrauen und auf der Stirn. Wohingegen bei anderen, die wiederum das Leben mit mehr Leichtigkeit nahmen, die Lachfalten um die Augen und den Mund besonders ausgeprägt sind. Doch können diese Einschreibungen in den Körper auch noch viel tiefer gehen. So tief, dass wir allein schon durch eine bestimmte Berührung, einen Geruch, ein Geräusch, in eine traumatische Situation zurückgeworfen werden. Weshalb das Trauma-Yoga, von dem ich Ihnen ja bereits erzählt habe, versucht, genau diese Einschreibungen aus den Körpern wieder herauszuarbeiten.

Ich persönlich bin davon überzeugt, dass man alles Erlebte nicht nur im Kopf, sondern auch im Körper verarbeiten muss, wenn man sich nach einem traumatischen Erlebnis seine Selbstsicherheit wieder zurückerobern möchte.

Natürlich geht das nicht von heute auf morgen. Und selbstverständlich kann ich die Magersüchtigen, die zu mir in die Yogastunden kommen, auch nicht von ihrer Krankheit heilen. Das wäre auch allzu schön. Aber ich kann ihnen durch Berührungen signalisieren, dass ich davon weiß und sie sehe. Und ich kann dafür sorgen, dass, wenn sie bereit sind, sich in eine professionelle Behandlung zu begeben, das Yoga seinen Teil dazu beiträgt, damit sie sich wieder wohl in ihrem Körper fühlen.

Trotzdem, und das möchte ich an dieser Stelle noch einmal sagen, ein Yogalehrer ist kein Psychotherapeut und ich kann auch niemanden von seinen Neurosen, Traumata oder Depressionen heilen. Ich kann Betroffene lediglich in ihrem Heilungsprozess unterstützen. Doch aufgewühlt von den Emotionen, die durch die Stunde hochgekommen sind, begehen viele Schüler den Fehler, ihren Lehrer mit einem Therapeuten zu verwechseln. Doch ein Yogalehrer ist nur ein Yogalehrer und sollte auch immer seine eigenen Grenzen im Interesse seiner Schüler kennen.

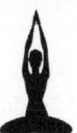

Weil wir wieder richtig zuhören

Früher war ich wirklich ein schlechter Zuhörer. Und das nicht nur, wenn mir meine beste Freundin von ihrer Magisterarbeit in Politolinguistik erzählte. Auch in der Universität habe ich so gut wie keine Vorlesung besucht, weil ich mir über das Hören einfach nichts merken konnte.

Zum Glück hatte ich später einen Freund, der mich Deutschlandfunk-abhängig gemacht hat. Die beste Schule für das Gehör, die es gibt. Überhaupt ist der Deutschlandfunk für mich der famoseste Radiosender auf der ganzen Welt. Und das nicht nur wegen der großartigen Reportagen und Features, sondern auch, weil viele der Moderatoren so eine wahnsinnig tolle Stimme haben. Weshalb ich, als meine Tochter noch ein Baby war, ihr auch immer den Deutschlandfunk angemacht habe, wenn sie mal wieder nicht schlafen konnte. Funktionierte spitzenmäßig.

Auch bei meinem Kater klappt dieser Radio-Trick übrigens wunderbar, wenn wir ihn zum Tierarzt fahren. Einfach Radio an und schon ist der Kater wieder ruhig. Wahrscheinlich, weil er denkt, dass er wieder zu Hause ist. Herrlich simpel und extrem effektiv.

Was hat das alles jetzt schon wieder mit Yoga zu tun? Das ist doch ganz klar: Auch Yoga ist eine prima Schule für das Gehör.

Zum einen, weil wir in den Stunden immer ganz genau zuhören müssen, was der Lehrer sagt – denn viele bauen gerne eine kleine Abweichung in die gewohnte Übungsabfolge ein, nur, um zu schauen, ob die Schüler auch noch richtig zuhören.

Zum anderen, weil wir durch die Meditation und die Konzentration auf die Stille auch wieder die Geräusche in unserer Umgebung wahrnehmen. Weshalb wir, wenn wir durch die Stadt spazieren, nicht nur plötzlich jede Menge Vögel hören, sondern auch nicht mehr erschrecken, wenn uns ein Fahrradfahrer mit Vollspeed von links überholt, weil wir ihn sowieso schon vorher kommen gehört haben.

Doch natürlich verbessert sich dank des Yoga nicht nur unser akustisches Gehör. Wir werden auch wieder viel bessere Zuhörer. Im doppelten Sinn.

Denn wir hören unserer Freundin nicht nur aufmerksam zu, wenn sie uns etwas über ihr Leben erzählt, selbst wenn es um eine Magisterarbeit in Politolinguistik geht. Nein, denn wenn wir es mit dem yogischen Lebensweg wirklich ernst meinen, dann sind wir auch bereit, uns Kritik anzuhören und sie gegebenenfalls anzunehmen, um uns weiterzuentwickeln. Eine Form des Zuhörens, die uns allen, mir inklusive, ganz besonders schwerfällt. Denn wer hört schon gerne, dass er unzuverlässig, unaufmerksam, oder was auch immer ist. Doch wenn wir unseren Freunden nicht gestatten, uns auf unsere kleinen Fehler hinzuweisen, wer wird es dann tun? Und ohne Kritik gibt es nun mal auch keine Weiterentwicklung.

Natürlich gibt es auch die Sorte Dauermeckerer, die immer die Fehler bei den anderen sehen und selbst naturellement nie an etwas selbst schuld sind. Von solchen Menschen sollte man am besten gleich die Finger lassen. Außer Sie sind auf der Suche nach einem ganz besonders großen Charity-Projekt. Denn so jemanden zu seinem Freundeskreis zu zählen, verlangt verdammt viel Geduld.

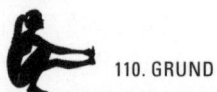 110. GRUND

Weil es das perfekte Date mit der besten Freundin ist

Viele fragen mich, wenn ich ihnen erzähle, dass ich regelmäßig Yoga praktiziere, woher ich die Zeit dafür nehme. Und ob ich neben Job, Familie und täglichem Yoga überhaupt noch dazu komme, meine Freunde zu sehen. Aber natürlich! Beim Yoga selbstverständlich.

Denn viele meiner Freundinnen sind genauso große Yogafans wie ich. Und auch, wenn wir währenddessen natürlich nicht über den letzten Elternabend, die neue Nachbarin oder die Party vom Wochenende tratschen können, haben wir doch die Möglichkeit, uns danach bei einem Kaffee oder Essen beim Lieblingsasiaten länger zu unterhalten, und können so ganz einfach das Beste aus beiden Welten miteinander kombinieren.

Im Idealfall machen Sie sogar einen wöchentlichen Termin daraus. Am besten gleich mit mehreren Freundinnen. Das erhöht nicht nur den Druck, den inneren Schweinehund zu überwinden und regelmäßig Yoga zu praktizieren, sondern sichert Ihnen auch trotz Arbeit, Kind und des bisschen Haushalts den stetigen Kontakt zu den Menschen, die Ihnen am Herzen liegen.

Denn Sie wissen ja selbst, wie schwer es einem an manchen Abenden fällt, sich noch mal von der gemütlichen Couch zu erheben. Wenn Sie sich jedoch, so wie ich es manchmal mache, direkt nach der Arbeit mit Freundinnen im Studio verabreden, steigert sich die Chance, dass Sie an diesem Tag sowohl etwas für Ihren Körper als auch für Ihre Freundschaften tun. Und ich garantiere Ihnen, dass, wenn Sie es durch diesen Trick geschafft haben, Yoga eine Weile regelmäßig zu üben, Sie irgendwann ganz ohne Druck und Zwang auch ein zweites Mal in der Woche zum Yoga gehen werden. Denn wer einmal angefangen hat, der kann damit einfach nicht mehr aufhören.

111. GRUND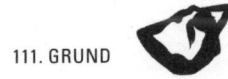

Weil es einfach die allerbeste Lebenshaltung ist, die es gibt

Ich kann es kaum glauben, aber wir sind schon bei dem allerletzten Grund angekommen. Dabei würden mir, ob Sie es glauben oder nicht, noch so viele Gründe einfallen, weshalb ich Yoga liebe.

Weil man nirgendwo so gut massiert wird, weil ich die Lavendel-Lotion bei den Jivamuktis liebe, weil ich als Lehrerin immer ein Geschenk parat habe (eine Yogastunde, ganz allein und nur mit mir), weil wir dadurch so viele schöne Orte kennenlernen, ach, ich könnte die Liste endlos fortsetzen. Sie sehen, falls ich Sie noch nicht überzeugt habe, dann habe ich noch zig weitere Argumente in petto, um Sie auf meine Seite zu ziehen.

Doch kommen wir jetzt lieber zum letzten und allerwichtigsten Grund: weil Yoga einfach die allerbeste Lebenshaltung ist, die es gibt.

Ha, ich sehe Sie da hinten schon die Nase kräuseln und skeptisch die linke Augenbraue hochziehen. Kein Fleisch essen, immer schön früh ins Bett gehen und am besten noch auf Alkohol verzichten. Das soll ein gutes Leben sein? Und überhaupt, jeden Tag Yoga üben, so toll kann das doch gar nicht sein.

Doch! Abgesehen davon erwartet ja auch niemand von Ihnen, dass Sie sofort zum Super-Yogi mutieren und täglich drei Stunden auf der Matte verbringen. Nein, es geht um die Regelmäßigkeit. Dass man dranbleibt, nicht aufhört, auch wenn man eine Weile keine richtige Lust verspürt. Weil wir gerade, wenn wir uns nicht danach fühlen, unsere Energiezentren ganz besonders dringend aufladen müssen.

Vor allem geht es aber darum, das Leben wieder als Geschenk und nicht als Leidensweg zu sehen. Und sich wieder jeden Tag aufs Neue darüber zu freuen, dass wir hier und jetzt auf der Erde sind. Ganz gleich, ob es regnet, Sie im Stau stehen oder sich an der Super-marktkasse langweilen. Schenken Sie sich und Ihrem Gegenüber ein Lächeln und freuen sich darüber, dass Sie da sind.

Wichtiger Hinweis:

Alle Übungen, welche die Autorin empfohlen hat, wurden nach bestem Wissen und ihrer eigenen Erfahrung ausgewählt und sind für Übende mit einer normalen Konstitution geeignet. Im Zweifelsfall sollten Sie immer Ihren Arzt konsultieren, da weder der Verlag noch die Autorin für eventuelle Schäden, die daraus entstehen, Haftung übernehmen.

Glossar

Asana: Yogastellung

Ashtanga Yoga: hergeleitet aus »ashta« (acht) und »anga« (Glied); steht zum einen für das philosophische System der acht Glieder, die Patanjali in seinem Yoga-Sutra beschrieben hat; zum anderen für eine bestimmte Form des Hatha Yoga

»Bhagavad Gita«: eine der wichtigsten Schriften im Yoga und Hinduismus

Chakra: Rad, Scheibe; auf den Menschen bezogen die Energieräder bzw. -zentren im Körper

Dharana: Konzentration des Geistes

Dhyana: Meditation

Hatha Yoga: körperbetontes Yoga; leitet sich aus den Wörtern »ha« (Sonne) und »tha« (Mond) ab; beschreibt den körperlichen Teil des Raja Yoga (Yoga der Disziplin über Geist und Körper)

»Hathapradipika«: bekannte Yogaschrift, welche die Technik des Hatha Yoga beschreibt

Klesha: Leiden; als die Hauptleiden des Menschen gelten: Avidya (die Unwissenheit), Asmita (das Ego), Raga (die Leidenschaft), Dvesha (die Abneigung), Abhinivesha (die Todesangst)

Iyengar-Yoga: eine nach seinem Gründer B.K.S. Iyengar benannte Form des Hatha Yoga, bei der vor allem auf die richtige Ausrichtung der Übungen geachtet wird, weshalb dort Hilfsmittel verwendet werden, die auch weniger avancierten Schülern die Positionen ermöglichen

Kosha: Energiehülle; der Mensch besteht aus fünf Energiehüllen: Annamaya Kosha (die Nahrungshülle), Pranamaya Kosha (die Energiehülle), Manomaya Kosha (die emotionale Hülle), Vijnanamaya Kosha (die intellektuelle Hülle), Anandamaya Kosha (die Glückseligkeitshülle)

Niyama: zweites Glied auf dem achtgliedrigen Yogaweg, Verhaltens-regeln für den Yogi; es gibt fünf Niyamas: Saucha (die innere und äußere Reinheit), Santosha (Zufriedenheit), Tapas (Askese), Svad-hyaya (Weiterentwicklung, Studium der religiösen Schriften), Ish-varapranidhana (Gottvertrauen und Hingabe)

»Mahabharata«: indisches Nationalepos

Nadi: Ader, Röhre; in Bezug auf die Chakren die Energiekanäle

Pranayama: Oberbegriff für die Atemübungen/Atembeherrschung

Pratyahara: das Zurückziehen der Sinne

Samhita: Sammlung

Samsara: Kreislauf der Wiedergeburt

Samadhi: die absolute Versenkung

Savasana: die Totenstellung

Sharira: der feste Bestandteil des Körpers; laut dem Yoga besteht der Mensch aus drei Körpern, die wiederum aus den fünf Energiehüllen (Kosha) bestehen; diese drei Körper sind der physische Körper (sthu-la sharira), der Astralkörper (linga sharira oder sukshma sharira) und der Kausalkörper (karana sharira)

Sthira-Sukham: das Prinzip geht auf das Sutra sthira-sukham-āsanam zurück; jede Asana soll fest (sthira) und bequem (sukham) sein

»Upanishaden«: Sammlung mythischer, philosophischer Texte

Virabhadrasana I: (Krieger I); klassische, stehende Yogaübung; trainiert zum einen das Gleichgewicht, zum anderen die Bein-, Gesäß- und Bauchmuskulatur

Virabhadrasana II: (Krieger II) klassische stehende Übung; stärkt den Körper, den Geist und das Selbstbewusstsein; dehnt und stärkt Leis-ten und Oberschenkel sowie Arme, Schultern und Beine

Yama: das erste Glied des achtgliedrigen Yogawegs, ein Verhaltenskodex für das menschliche Miteinander; es gibt fünf Yamas: Ahimsa (das Nichtverletzen), Satya (die Wahrhaftigkeit), Asteya (das Nichtsteh-len), Brahmacharya (die Enthaltsamkeit), Aparigraha (das Nichtan-nehmen von Geschenken)

Literatur, die verwendet wurde und zum Weiterstöbern einlädt

Desikachar, T.K.V.: *Yoga. Tradition und Erfahrung. Die Praxis des Yoga nach dem Yoga Sutra des Patanjali*, Via Nova.

Emerson, David/Elizsabeth Hopper: *Trauma-Yoga. Heilung durch sorgsame Körperarbeit*, G.P. Probst.

Iyengar, B.K.S.: *Licht auf Yoga. Das grundlegende Lehrbuch des Hatha-Yoga*, O.W. Barth.

Ostermeier-Sitkowski, Uschi: *Das große Yoga Basisbuch. Die 40 besten Asanas zur Energiegewinnung*, TRIAS.

Patanjali: *Das Yogasutra. Von der Erkenntnis zu der Befreiung*, Theseus in J. Kamphausen Mediengruppe.

Trökes, Anna: *Das große Yogabuch*, GRÄFE UND UNZER.

Trökes, Anna: *Die kleine Yoga Philosophie. Grundlagen und Übungspraxis verstehen*, O.W. Barth.

Whitwell, Mark: *Herz-Yoga. Die heilende Kraft inniger Verbindung*, Via Nova.

Wolz-Gottwald, Eckard: *Yoga-Philosophie-Atlas*, Via Nova.

Namasté

Mein größter Dank gilt natürlich meinem Mann und meiner Tochter, die mich in allem unterstützt haben und immer für mich da sind. Und dem Rest meiner kleinen, aber feinen Familie, die mich auch schon ertragen hat, als ich noch kein Yoga gemacht habe.

Weiter möchte ich Stephan danken, ohne den ich nicht wüsste, was gute Musik ist, Miriam, die immer für mich da ist, Anita für ihren Zuspruch, Daniela und Claudia für die langen Nächte, Olivia für ihre Liebe zum Yoga, Sabine für den Sommer 2013, Anja und Christian von Jivamukti Yoga Berlin, die mich offen und frei aufgenommen und mir ein yogisches Zuhause geschenkt haben, meinen Schülern/innen, die mir immer wieder zeigen, was Yoga alles bewirken kann, und natürlich meiner Agentin Anja Koeseling, sowie Dana Steglich, Lena Geppert und dem ganzen Team des Schwarzkopf & Schwarzkopf Verlags, insbesondere meiner Lektorin Maren Konrad, ohne die dieses Buch nie zustande gekommen wäre.

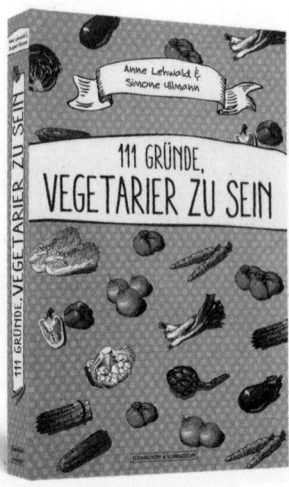

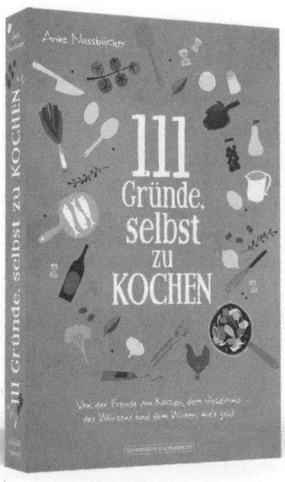

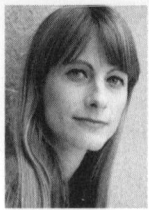

BETTINA SCHULER lebt als Autorin und Yogalehrerin in Berlin. Sie hat Theater-, Film- und Fernseh-
wissenschaften in Köln und Paris studiert und später
noch ein Studium der Kulturkritik an der HFF München hinterhergeschoben. Nachdem sie sich jahrelang
nur während der Vier-Schanzen-Tournee für Sport
interessiert hat, rennt sie jetzt in jeder freien Minute
ins Yoga-Studio.

Bettina Schuler
111 GRÜNDE, YOGA ZU LIEBEN

ISBN 978-3-86265-404-8
© Schwarzkopf & Schwarzkopf Verlag GmbH, Berlin 2014
| Lektorat: Maren Konrad |
Coverfotos: © javarman3/thinkstock.de | Illustrationen im Innenteil: ©
Alpha-C/thinkstock.de, © Benguhan/thinkstock.de, © olgamoopsi/think-
stock.de

KATALOG
Wir senden Ihnen gern kostenlos unseren Katalog.
Schwarzkopf & Schwarzkopf Verlag GmbH
Kastanienallee 32, 10435 Berlin
Telefon: 030 – 44 33 63 00
Fax: 030 – 44 33 63 044

INTERNET | E-MAIL
www.schwarzkopf-schwarzkopf.de
info@schwarzkopf-schwarzkopf.de